365 Brain Fitness
365 브레인 피트니스
05

박흥석
- 현) 베리브레인 심리센터 부대표
- 연세대학교 보건대학 작업치료학과 박사 수료
- 전) 삼성서울병원 재활의학과 작업치료사
- 전) 더봄 뇌건강 신경심리센터 & 인지재활연구소 작업치료사

안이서
- 현) ㈜더봄 뇌건강 신경심리센터 & 인지재활연구소 대표
    한양사이버대학교대학원 상담 및 임상심리 겸임교수
- 성균관대학교 대학원 인지심리학 박사
- 전) 삼성서울병원, 서울아산병원, 인하대병원, 국민건강보험 일산병원 신경심리사
- 전) 더봄 뇌건강 신경심리센터 & 인지재활연구소 소장

이혜미
- 현) 베리브레인 심리센터 대표
- 아주대학교 대학원 임상심리학 석사
- 전) 삼성서울병원 신경과 임상심리전문가 수련
- 전) 국민건강보험공단 일산병원, 삼성서울병원, 강남세브란스병원 임상심리전문가
- 전) 더봄 뇌건강 신경심리센터 & 인지재활연구소 총괄 대표

매일매일 뇌의 근력을 키우는 치매 예방 문제집

365 Brain Fitness
365 브레인 피트니스

박흥석 · 안이서 · 이혜미 지음

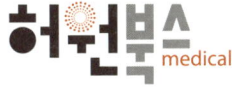

추천사

진료실에서 치매를 걱정하는 환자와 보호자들에게 제가 늘 들려주는 말이 있습니다. 두뇌활동을 많이 하고, 신체 운동을 꾸준히 하며, 사회활동을 유지해 나가라는, 어찌 보면 다분히 상식적인 이야기입니다. 많은 역학 연구를 통해 어느 정도 효능이 입증된 방법이지만, 설명을 마치고 나면 언제나 마음 한구석에 부족함이 자리합니다. 도대체 무엇을 구체적으로 어떻게 하라는 말인지 듣는 이의 입장에서는 답답할 것을 알기 때문입니다.

"사람들이 치매 예방을 위해 집에서 손쉽게 할 수 있는 것은 없을까?" 마땅한 방법이 없어 아쉬워하던 차에 《365 브레인 피트니스》를 접하게 되었습니다. 이 책은 치매를 예방하고 진행을 막기 위한 인지훈련 학습지, 즉 치매 예방 문제집입니다. 1년 365일 매일 3쪽씩 재미있는 문제를 풀도록 구성되어 있지요. 문제들은 기억력, 언어, 시공간 능력, 전두엽 기능 등 두뇌의 전체 영역을 골고루 사용하도록 다채롭게 만들어져 있습니다.

치매는 누구에게나 찾아올 수 있는 반갑지 않은 손님입니다. 특히 스트레스가 많은 현대사회에서 그 발병 위험은 갈수록 높아지고 있지요. 뇌 운동이 중요한 이유가 바로 여기에 있습니다. 매일 규칙적으로 뭔가를 하며 머리를 쓰는 일은 뇌를 튼튼하게 하는 운동(brain fitness)이 됩니다. 이러한 운

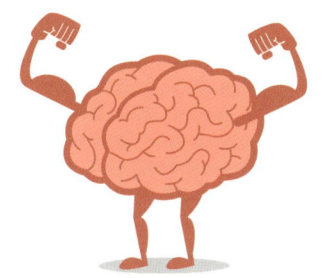

동은 뇌 건강을 유지하는 데 매우 큰 효과를 내지요.

사실 평생교육이라는 마음가짐으로 두뇌 운동을 게을리하지 않는 것이야말로 뇌 건강을 유지하는 비결 아닌 비결이라 할 수 있을 것입니다. 그런 의미에서 이 책은 치매를 두려워하는 분들에게 매우 유용한 학습지가 될 것으로 생각합니다.

특히 50세 이상 성인 중에서 기억력 저하를 걱정하거나 가벼운 인지장애가 있는 분이라면 이 책을 이용해 보시라고 권하고 싶습니다. 잠시 짬을 내어 매일 문제를 풀어 보는 것만으로도 치매 예방을 위한 좋은 투자가 될 것입니다.

이재홍
서울아산병원 신경과 교수

들어가며

★ 치매란 무엇인가요?

치매란 기억장애를 포함하여 여러 인지기능(언어 능력, 시공간 능력, 전두엽 집행기능)에 장애가 발생하고, 이런 인지장애가 일상생활을 하는 데 지장을 주는 것을 말합니다. 다시 말해 인지장애로 가사생활, 취미생활, 직장생활, 사회생활을 이전처럼 혼자 해낼 수 없고, 다른 사람의 도움이 필요한 상태를 의미합니다.

★ 치매는 어떻게 진행되나요?

치매는 뇌졸중, 감염, 뇌외상 등으로 갑자기 오기도 하지만, 알츠하이머병(Alzheimer's disease)과 같은 경우 대부분 서서히 나타납니다. 그 과정은 보통 '정상 → 주관적 인지장애 → 경도인지장애 → 치매'의 순으로 점진적으로 진행되지요. 현재 자신의 상태가 어느 단계에 이르렀는지 판단하기 위해서는 다음의 세 가지 질문을 해봐야 합니다.

첫째, 기억력 등의 인지장애를 호소하는가?
둘째, 객관적인 인지기능검사(신경심리검사)에서 장애가 나타나는가?
셋째, 일상생활 수행능력에 문제가 있는가?

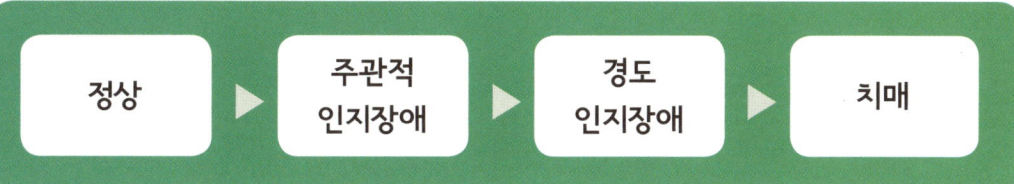

　이 세 질문에 따라 각 단계의 상태를 살펴보면, '정상'은 본인이 기억력이나 다른 인지기능의 문제를 주관적으로 호소하지 않고, 객관적인 신경심리검사에서 문제가 나타나지 않으며, 일상생활 수행능력에도 어려움이 없는 상태를 의미합니다.

　'주관적 인지장애'는 본인이 기억력이나 다른 인지기능의 문제를 주관적으로 호소하지만, 객관적인 신경심리검사에서는 문제가 나타나지 않고, 일상생활 수행능력도 이전과 같이 잘 유지되는 상태를 말합니다. 정상적인 노화 과정으로 볼 수 있지요.

　'경도인지장애'는 치매의 전조 증상을 보이는 단계이기에 주의를 필요로 합니다. 본인 스스로 기억력이나 다른 인지기능에 문제가 있음을 인지하며, 직장 동료나 가까운 보호자처럼 제3자의 눈에도 이상 징후가 감지됩니다. 객관적인 신경심리검사에서도 인지기능의 문제가 발견되나, 일상생활을 하는 데 영향을 미칠 정도는 아니어서 이전과 같은 생활은 유지할 수 있는 상태입니다. 연구마다 조금씩 차이가 있기는 하지만, 65세 이상의 노인 가운데 경도인지장애의 유병률은 약 25%이며, 매년 이들 중 약 10~15%가 치매로 발전하는 것으로 알려져 있습니다. 따라서 경도인지장애 단계라고 해서 안심할 것이 아니라, 치매 예방을 위한 치료 및 보호자의 지속적인 관심이 필요합니다.

　'치매'는 본인은 물론이고, 보호자가 보더라도 기억력이나 다른 인지기능의 문제가 뚜렷이 인식되고, 객관적인 신경심리검사에서도 인지장애가 여러 영역에 걸쳐 관찰되며, 이러한 인지장애로 인해 혼자서 일상생활을 수행할 수 없는 상태를 의미합니다.

★ 치매의 원인과 종류는 무엇인가요?

많은 사람이 '치매'를 '병명'으로 알고 있습니다. 하지만 '치매'는 위에서 설명한 것처럼 인지기능에 심각한 장애가 발생하고, 이로 인해 혼자 일상생활을 할 수 없는 '상태'를 의미하는 용어입니다. 이런 '치매' 상태를 발생시키는 질환은 매우 다양합니다. 여러 연구를 통해 지금까지 발견된 질환의 수만 약 50여 종에 이르지요. 우리가 익히 잘 알고 있는 '알츠하이머병' 또한 치매를 일으키는 원인 중 하나입니다. 이처럼 원인이 되는 병이 다양하다 보니, 환자마다 치매로의 진행 양상이 제각각이고, 치료 방법도 달라집니다. 원인 질환에 따라 상태가 계속해서 나빠지고 이전 모습으로 되돌아가지 않는 퇴행성 치매가 있는가 하면, 재활이나 약물을 통해 치료가 가능한 치매도 있습니다.

아래에 치매를 일으키는 다양한 원인 질환 가운데 대표적인 질환 몇 가지를 소개합니다.

• 알츠하이머병 (Alzheimer's disease)

알츠하이머병은 퇴행성 치매의 대표적인 질환입니다. 치매의 절반 이상이 알츠하이머병으로 인해 나타나지요. 이 병에 걸리면 뇌에 아밀로이드(amyloid)라는 이상 단백질이 생겨나고 쌓이면서 정상 뇌세포가 손상됩니다. 진행은 서서히 이루어지는데, 제일 먼저 기억장애가 발생합니다. 이

후 이름 대기 장애, 계산 능력의 저하, 방향감각의 저하가 나타나고, 나중에는 남을 의심하거나 공격적인 행동을 보이는 행동장애가 동반됩니다. 그리고 이러한 증상들이 심해지면서 종국에는 독립적으로 일상생활을 할 수 없게 됩니다.

• 혈관 치매 (Vascular dementia)

혈관 치매는 뇌졸중(뇌출혈, 뇌경색)과 같은 뇌혈관 질환에 의하여 뇌 조직이 손상을 입어 치매가 발생하는 경우를 총칭합니다. 종류가 매우 다양한데, 대표적으로는 뇌로 향하는 큰 혈관들이 반복적으로 막히면서 생기는 다발성 뇌경색 치매(multi-infarct dementia), 한 번의 뇌경색으로 인하여 치매가 생기는 전략적 뇌경색 치매(single strategic infarct dementia), 작은 혈관의 막힘이 반복되어 서서히 치매가 생기는 피질하 혈관 치매(subcortical vascular dementia)가 있습니다.

혈관 치매는 갑자기 발생하는 경우가 많으며, 상당 부분 진행되고 나서야 증상이 인지되는 알츠하이머병과 달리 초기부터 한쪽 신체의 마비 증상, 구음장애, 보행장애, 시야장애 등 신경학적인 증상을 동반하는 경우가 많습니다. 뇌졸중이 발생하였다고 해서 반드시 혈관 치매가 되는 것은 아니며, 뇌졸중 발생 후에 객관적인 신경심리검사에서 인지장애가 관찰되며, 이런 인지기능의 문제로 인해 혼자 일상생활을 하기 어려운 상태일 때 혈관 치매로 진단될 수 있습니다. 뇌졸중이 발생했을 당시에는 인지기능에 문제가 발견되었더라도 시간이 지남에 따라서 호전되는 경우도 있기 때문에, 일정 시간이 지난 후에 자세한 신경심리검사를 통해 인지기능의 문제를 확인해야 합니다.

- **전두측두치매 (Frontotemporal dementia)**

전두측두치매는 두뇌의 전두엽에서부터 측두엽까지 위축이 발생하여 이로 인해 인지장애가 생기는 것을 말합니다. 첫 증상은 주로 성격 변화나 이상행동으로 나타나며, 판단력이 떨어지고 감정 조절 및 충동 억제가 잘되지 않아 사람들과의 관계에서 문제가 생기고, 보호자를 곤란하게 하는 경우가 많습니다. 평균 발병 연령은 50-60대로 젊은 편입니다.

★ 뇌의 구조와 역할은 무엇인가요?

아주 오래전 사람들은 인간의 생각과 행동의 원천이 심장이라고 생각했습니다. 그러나 뇌 과학이 발전함에 따라 그것이 심장이 아닌 뇌가 하는 일이라는 것이 밝혀졌지요. 말하고, 기억하고, 판단하는 인간의 모든 행동은 바로 우리 몸무게의 2%밖에 되지 않는 뇌의 활동으로 결정됩니다.

더불어 뇌 과학은 뇌의 구조와 기능 또한 밝혀내었습니다. 인간의 뇌는 상황에 따라서 여러 구조가 동시에 협력하여 기능하기도 하지만, 기본적으로는 각자 서로 다른 기능을 맡으며 분화되어 있습니다. 대표적인 예가 바로 왼쪽 뇌(좌반구)와 오른쪽 뇌(우반구)입니다.

왼쪽 뇌

왼쪽 뇌는 주로 언어와 관련된 기능을 맡고 있습니다. 역사적으로 볼 때 뇌의 인지기능에 대한 연구는 언어에서 시작되었습니다. 따라서 언어기능을 맡는 뇌를 '우세반구'라고 부릅니다. 언어기능이란 사람들과 대화할 때 자신이 하고 싶은 말을 유창하게 표현하고, 상대의 말을 이해하여 상황이나 문장에 맞게 단어를 표현하는 능력을 의미합니다. 학습된 언어를

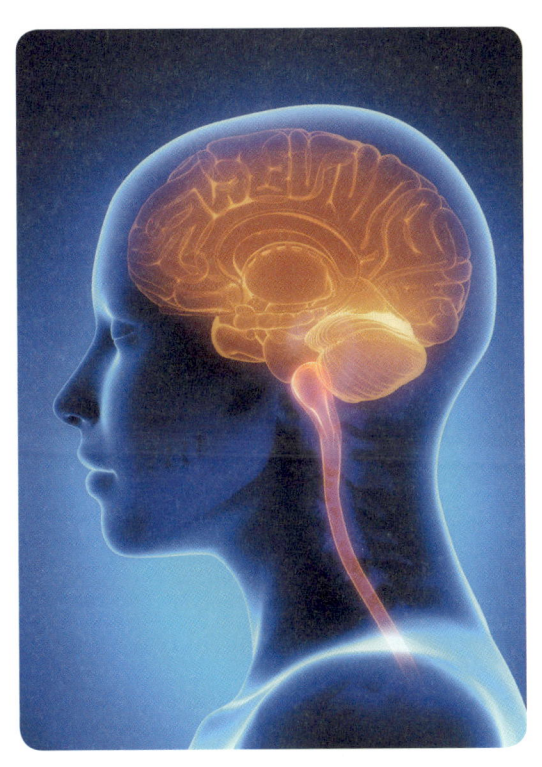

읽고 쓰는 것 또한 포함되지요.

왼쪽 뇌가 하는 일 중 무엇보다 중요한 것은 말이나 글로 이루어진 정보를 듣고 저장한 뒤, 필요할 때 꺼내어 쓸 수 있도록 하는 일입니다. 즉, 왼쪽 뇌는 언어적 정보의 학습과 기억 면에서 핵심적인 역할을 맡고 있습니다.

대부분의 사람은 왼쪽 뇌가 우세반구이며, 오른손잡이 중 96%가 왼쪽 뇌에서 언어기능을 맡고 있습니다. 그렇다면 왼손잡이인 사람은 어떨까요? 많은 사람이 왼손잡이는 오른손잡이와 반대로 오른쪽 뇌에서 언어기능을 맡고 있을 거라고 오해합니다. 그러나 왼손잡이도 70%의 사람들은 왼쪽 뇌에서 언어기능을 맡고 있습니다.

그 밖에도 왼쪽 뇌는 숫자의 계산, 자기 신체의 위치나 이름을 인식하는 일, 도구를 사용하는 방법을 익히고 필요할 때 이를 자연스럽게 사용하도록 하는 일 등 다양한 역할을 맡고 있습니다. 예를 들어 똑같이 젓가락을 보았을 때 우리나라 사람과 서양인의 반응이 어떻게 다를지 한번 떠올려 보세요. 처음 본 젓가락을 어떻게 쓸지 몰라 당황해하는 서양인과 달리, 우리나라 사람은 능숙하게 사용할 수 있을 것입니다. 심지어 젓가락으로 물건을 집는 것을 떠올리기만 해도 뇌가 반응하여 손이 저절로 움직이지요. 그 역할을 왼쪽 뇌가 담당하고 있습니다.

오른쪽 뇌

오른쪽 뇌는 비언어기능을 담당하고 있습니다. 역사적으로 오른쪽 뇌는 비언어기능을 담당하는 '비우세반구'이기 때문에 언어기능을 담당하는 왼쪽 뇌보다 상대적으로 덜 주목을 받았습니다. 그래서 오른쪽 뇌의 기능 연구는 비교적 늦게 이루어졌습니다.

오른쪽 뇌의 기능은 시각적·공간적 정보의 처리와 관계가 있습니다. 사물을 보고 그것이 무엇인지, 또는 사람을 보고 그가 누구인지 알아보는 '무엇what'에 대한 정보처리를 맡고 있지요. 또한 약도나 그림과 같은 2차원 공간에서 사물의 위치를 찾거나, 3차원 공간 내에서 길을 잃지 않고 목적지까지 찾아갈 수 있도록 하는 '어디where'에 대한 정보처리도 담당합니다. 오른쪽 뇌는 이렇게 처리된 시공간 정보를 저장한 뒤에 나중에 필요할 때 꺼내어 쓸 수 있도록 해 줍니다. 시각적 기억 면에서 중요한 역할을 하는 셈이지요. 우리가 갔던 길을 잃어버리지 않고 다음에 다시 찾아갈 수 있는 것도 모두 오른쪽 뇌가 잘 작동한 덕분입니다.

더불어 오른쪽 뇌는 정서나 음악, 미술과 같은 예술적 활동에서도 핵심적인 역할을 합니다.

★ 대뇌는 어떻게 구성되어 있을까?

사람의 뇌는 우리 몸무게의 2% 밖에 차지하지 않지만 심장에서 20%의 혈액을 공급받고 신체가 사용하는 에너지의 25%를 소비하는 부분입니다. 대뇌의 내부 구조를 살펴보면 바깥쪽에 있는 회백질이라는 부분과 안쪽에 있는 백질이라는 부분으로 나눌 수 있습니다. 둘 중에서 바깥쪽에 있는 회백질 부분이 중요한데 이 부분이 바로 인지기능을 담당합니

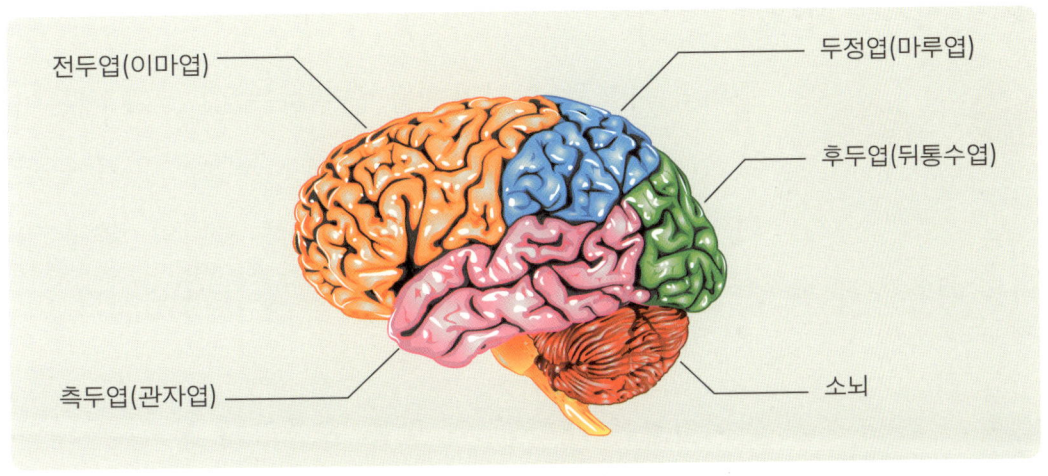

다. 백질은 멀리 떨어져 있는 뇌의 바깥쪽 부분들끼리 정보를 주고 받을 수 있도록 연결해 주는 역할을 합니다. 뇌의 표면이라고 할 수 있는 회백질은 평평한 구조로 되어 있지 않고 구불구불하게 주름져 있어서 더 많은 정보를 효과적으로 처리할 수 있게 만들어져 있습니다. 위쪽으로 올라온 부분은 이랑이라고 부르고 계곡처럼 안쪽으로 들어가 있는 부분을 고랑이라고 부릅니다. 대뇌는 비교적 크게 움푹 들어간 고랑을 따라서 몇 개의 구조물로 나눌 수 있습니다. 가장 앞쪽에 있는 부분을 전두엽(이마엽)이라 부르는데 전두엽은 어떤 목표를 설정하고, 그 목표를 이루기 위해 계획하고, 전략을 짜는 역할을 하고 상황을 판단하고 결정하는 것과 같은 역할을 하게 됩니다. 뇌의 관리자와 같은 역할을 맡고 있다고 할 수 있습니다. 전두엽의 뒤쪽에 있는 부분을 두정엽(마루엽)이라고 부르는데 왼쪽 두정엽은 계산하기, 읽고 쓰기, 도구사용과 관련된 기능, 오른쪽 두정엽은 길찾기 같은 '어디'와 관련된 정보처리를 담당하게 됩니다. 양쪽 귀 옆에 있는 측두엽(관자엽)의 안쪽 깊숙한 곳에 해마라는 중요한 부분이 있는데, 이 부분은 새로운 정보를 학습하고 저장하는 데 핵심적인 역할을 하게 됩니다. 뇌의 가장 뒤쪽에 있는 후두엽(뒤통수엽)은 눈으로 들어온 시각적 정보를 받아서 처리하는 데 중요한 역할을 하게 됩니다.

★ 인지기능과 뇌

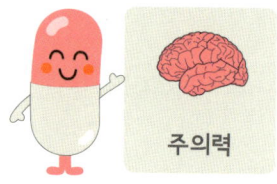
주의력은 모든 인지과제를 수행하는 데 있어 기본이 되는 필수 기능으로, 문제를 푸는 동안 주의가 분산되지 않도록 집중력을 발휘하게 해 줍니다. 특정 영역을 떠나 모든 뇌 영역이 주의력과 관련되어 있다고 볼 수 있습니다.

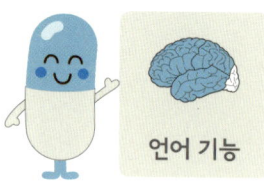
언어기능은 대화할 때 말을 유창하게 하고, 상대의 말을 잘 이해하며, 단어를 적절하게 표현하는 능력을 말합니다. 뿐만 아니라 읽고, 쓰고, 계산하는 능력까지 포함하지요. 주로 왼쪽 뇌의 기능과 관계가 있습니다. 왼쪽 뇌의 전두엽(이마엽)은 말하기, 측두엽(관자엽)은 언어 이해하기, 단어 말하기, 두정엽(마루엽)은 읽기, 쓰기, 계산하기 등을 담당합니다.

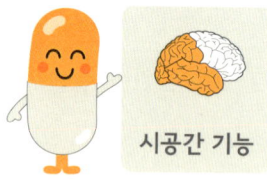
시공간기능은 시각적으로 제시되는 2차원 그림 혹은 물체를 지각하고 인식하는 능력부터, 3차원 공간에서 길을 찾거나 레고 블록을 조립하는 등의 능력을 모두 포함합니다. 주로 오른쪽 뇌의 기능과 관계가 있습니다. 오른쪽 뇌의 측두엽(관자엽)은 물체를 지각하고 인식하는 능력, 두정엽(마루엽)은 공간에서 길을 찾거나 블록을 조립하는 능력을 담당합니다.

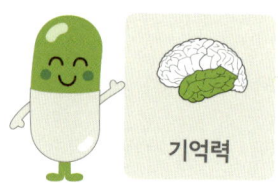
기억력은 새로운 정보를 학습하여 잘 저장해 두었다가 나중에 필요할 때 다시 꺼내어 사용하게 하는 기능입니다. 크게 언어 정보를 기억하는 언어적 기억력과 시각 정보를 기억하는 시각적 기억력으로 나눌 수 있습니다. 주로 해마를 포함하는 양쪽 측두엽(관자엽)이 담당하는데, 왼쪽 측두엽(관자엽)은 언어적 기억력과, 오른쪽 측두엽(관자엽)은 시각적 기억력과 관계가 있습니다.

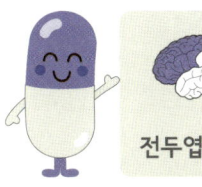

전두엽기능은 다른 말로 집행기능이라고 불려지는데, 세상을 살아가면서 목표를 세우고, 목표에 도달하기 위한 계획을 짜고, 그중에서 가장 좋은 방법을 선택하고, 실제로 실행을 하고, 실행한 방법이 잘 되었는지 평가하는 모든 과정과 관련된 기능입니다. 따라서 뇌의 오른쪽, 왼쪽 전두엽(이마엽)이 모두 관련될 수 있습니다.

★ 신경세포(neuron)는 어떻게 생겼나요?

사람의 신경계는 중추신경계와 말초신경계로 이루어져 있는데, 뇌는 그중에서도 중추신경계에 속해 있습니다. 그리고 이런 신경계를 구성하는 가장 작은 단위가 바로 '신경세포(neuron)'입니다. 사람의 뇌는 약 1천억 개의 신경세포가 조직적으로 연결된 구조를 띠고 있습니다. 신경세포는 '세포체', '수상돌기', '축삭'이라는 구조물로 이루어져 있으며, 신경세포 간의 연결 부위를 '시냅스'라 부르는데, 각각의 신경세포들이 이를 통해 서로 정보를 주고받을 수 있습니다.

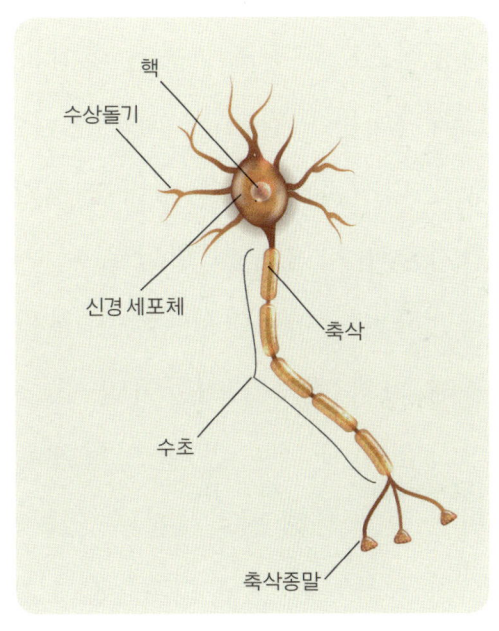

그 과정을 자세히 살펴보면, 우선 자극을 받은 신경세포가 전기신호를 만들어 세포 내에서 전기적 메시지를 전달합니다. 이렇게 만들어진 전기 신호는 신경전달물질이라는 화학적 메시지로 바뀌어 다른 신경세포로 전달되지요. 이러한 메시지 전달은 시냅스라는 연결고리가 빽빽하게 많을수록, 또 연결된 신경세포가 손상 없이 튼튼할수록 더 빠르게 전달되어 뇌가 효율적으로 기능하게 됩니다. 반대로 노화나 질병으로 인해 신경세포가 손상되었거나, 시냅스 연결이 끊어졌거나 느슨할수록 뇌 기능이 제대로 작동되지 않고 효율이 떨어집니다.

★ 인지훈련이 중요한 이유는 무엇인가요?

과연 뇌도 훈련을 통해 튼튼해질 수 있을까요? 마치 신체 운동을 하면 몸의 기능이 향상되는 것처럼 말입니다. 이처럼 인지훈련은 인지기능을 향상시키기 위해 지속적인 뇌 운동을 하는 활동을 의미합니다. 기억력, 집중력, 시공간 능력, 언어 능력 및 문제 해결 능력 등 다양한 인지기능을 집중적으로 훈련해 기능을 향상하거나 유지하는 것이지요.

과거에는 인간의 뇌 기능은 나이가 들수록 저하되고, 한 번 저하된 기능은 다시 되돌릴 수 없다는 생각이 지배적이었습니다. 하지만 최근 과학기술과 뇌 연구의 발달로 뇌 가소성(뇌가 변화할 수 있다)에 대한 연구가 활발히 이루어지면서, '뇌는 일생동안 변화하며, 학습과 환경의 변화를 통해 뇌의 변화를 이끌어낼 수 있다'는 증거들이 대거 등장하였습니다. 그리고 이제 뇌는 한 번 안정화되면 변화하지 않는 기관이 아니라, 우리의 노력을 통해 변화시킬 수 있는 기관으로 인식되고 있습니다.

최근 축적된 연구 결과들을 보면, 노년기에서도 뇌 가소성의 잠재력이

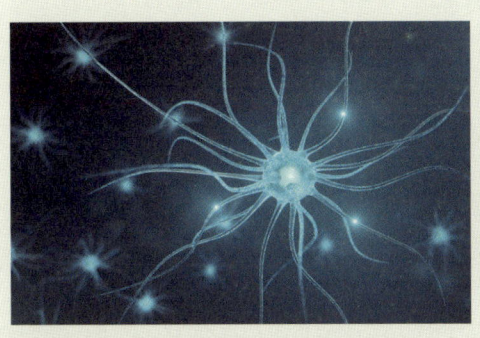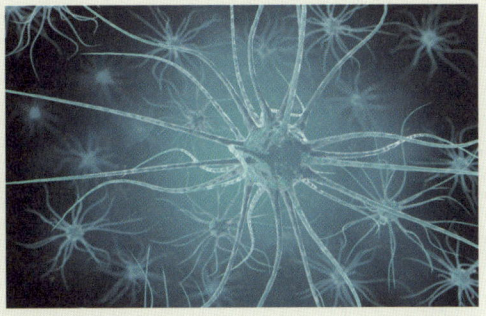

지속적인 인지훈련을 할 때 뇌 속에서 일어날 수 있는 신경망 변화(시냅스 증가)

발견되었으며, '인지훈련이 노년기의 인지기능 저하를 막을 수 있고, 치매의 발병을 늦추는 효과를 보였다'는 보고도 다수 등장합니다. 초기 치매와 경도인지장애 환자를 대상으로 한 연구들 역시 '인지훈련이 저하된 인지기능을 회복시키는 데 효과가 있다'고 밝히고 있으며, 뇌 영상 분석과 같은 최신 기술을 통해 뇌의 직접적인 변화가 입증되기도 했습니다.

이런 맥락에서 기억력, 주의력, 언어 능력 등과 같은 여러 가지 인지훈련 과제를 꾸준히, 그리고 열심히 수행하면 신경세포 간의 연결고리가 튼튼해지고(시냅스의 수가 증가하고), 뇌세포 수가 증가하는 등 뇌에 변화가 일어납니다. 그리고 이러한 변화는 인지기능의 향상으로 이어집니다.

더욱 놀라운 것은 이런 뇌의 변화가 젊은 사람뿐 아니라 노인에게서도 나타난다는 사실입니다. 그렇기 때문에 꾸준하게 인지훈련을 반복한다면 우리 뇌의 시냅스 연결고리를 더욱 튼튼하게 만들 수 있고, 노화로 인해 뇌 기능이 저하되어 치매에 이르는 일 역시 막을 수 있을 것입니다.

★ 치매 예방 문제집 ≪365 브레인 피트니스≫ 활용방법

치매 예방 문제집《365 브레인 피트니스》는 뇌의 전반적인 영역을 모두 활용할 수 있도록 인지기능을 향상시킬 수 있는 다양한 문제들로 구성되어 있습니다. 목표는 매일 3쪽씩 꾸준히 문제를 푸는 것으로, 하루는 주의력, 언어기능, 시공간기능, 전두엽기능 중 3개의 인지기능을 훈련할 수 있도록 구성되어 있고, 또 하루는 기억력 훈련이 필수적으로 포함되어 있으며, 주의력, 언어기능, 시공간기능, 전두엽기능 중 1개의 인지기능을 함께 훈련할 수 있게 되어 있습니다.

매일 꾸준히 신체적인 운동을 하면 점차 몸에 근육이 생겨 튼튼해지고 건강을 오래도록 유지할 수 있습니다. 마찬가지로 뇌 운동도 매일 꾸준히 하면 뇌에 근육이 만들어집니다. 인지기능 향상에 도움이 되는 문제들을 푸는 것만으로 뇌 기능을 향상할 수 있다는 말입니다. 365일 동안 꾸준히 브레인 피트니스를 실천함으로써 뇌를 튼튼하게 만들고 뇌 건강을 유지하도록 돕는 것이 이 책의 목적입니다.

누구나 손쉽게 뇌를 단련하자!

치매는 눈에 보이지 않게 서서히 진행되며, 뇌에서 문제가 발생한 지 약 10여 년이 지나서야 겉으로 문제가 드러나는 경우가 많습니다. 그렇다면 어떻게 치매를 막을 수 있을까요? 치매 예방의 가장 좋은 길은 남아 있는 건강한 뇌세포를 잘 관리하는 것입니다. 따라서 일찍부터 브레인 피트니스를 시작하는 것이 좋습니다.

《365 브레인 피트니스》는 치매 예방을 원하는 분이나 현재의 인지기능을 잘 유지하여 건강한 노후를 보내길 원하는 분들을 위해 만들어졌습니다. '요즘 자꾸 깜박깜박하는데 이게 혹시 치매는 아닐까?', '나중에 내가 혹시 치매 환자가 되는 건 아닐까?'라고 걱정만 하고 계시는 분이 있다면 아직 늦지 않았으니 지금 바로 브레인 피트니스를 시작하시면 됩니다.

매일 20분 정도의 시간을 투자하여 정해진 분량의 문제를 풀어 보세요. 물론 시작이 반이라는 말이 있긴 하지만, 치매 예방 문제집 《365 브레인 피트니스》의 핵심은 "매일", "꾸준히" 하는 것입니다. 매일 꾸준히 해야만 의미 있는 변화가 일어나기 때문에 하루도 빠짐없이 뇌 운동을 하는 것이 중요합니다. 그러기 위해서는 꾸준한 노력이 필요합니다.

이 책에는 다양한 난이도의 문제가 섞여 있기 때문에 어떤 문제는 너무 쉽게 느껴질 수 있고, 또 어떤 문제는 너무 어렵게 느껴질 수도 있습니다. 다양한 난이도의 문제를 풀어 보는 것이 뇌에 자극이 되고 도움이 되므로, 쉬운 문제는 가벼운 마음으로 풀어 보시고 어려운 문제는 도전하는 마음으로 풀어 보시기 바랍니다. 문제를 다 풀기 전에 성급하게 답안지를 보지 마시고, 최대한 답을 찾고자 노력하여 하루의 분량을 다 마친 후에 답을 확인해 보세요. 정답을 맞히는 것도 좋은 훈련이 되지만 왜 틀렸는지 이유를 확인하고 찾아가는 과정 역시 훌륭한 뇌 훈련이 되기 때문에 틀렸다고 실망하거나 좌절하지 않으셨으면 합니다. 열심히 고민해 보아도 틀린 부분이 이해가 되지 않는다면 가족들(배우자, 자녀, 손주 등) 또는 친구에게 질문하여 꼭 이해하고 넘어가세요. 뇌에 더욱 단단한 근육이 생기게 될 것입니다.

치매 예방 문제집 《365 브레인 피트니스》는 한 권당 한 달 동안 풀 수 있는 문제를 담았으며, 총 12권의 책으로 구성될 예정입니다.

부디 이 책을 통해 건강하고 활기찬 노년을 즐기시길 바랍니다.

저자 일동

일러두기 - 꼭 읽어주세요!

1. 《365 브레인 피트니스》는 **한 권당 1개월** 과정입니다.

2. 《365 브레인 피트니스》는 **하루에 3쪽씩** 주의력, 언어기능, 시공간기능, 기억력, 전두엽기능 중 2~3개의 인지기능을 매일 훈련할 수 있는 문제로 만들어졌습니다.

3. 《365 브레인 피트니스》는 **다양한 난이도**의 문제가 섞여 있습니다. 다양한 난이도의 문제를 풀어 보는 것이 뇌에 자극이 되고 도움이 되기 때문입니다.

4. 《365 브레인 피트니스》는 **문제를 다 풀기도 전에 성급하게 답안지를 확인하지 않는 것**을 권합니다. 정답을 맞히는 것도 좋은 훈련이 되지만 왜 틀렸는지 이유를 확인하고 찾아가는 과정 역시 훌륭한 뇌 운동이 될 수 있습니다. 답을 맞히지 못했다고 실망하거나 좌절하지 마시고, 주위 분들에게 질문하여 꼭 이해하고 넘어가세요. 뇌에 더욱 단단한 근육이 생기게 될 것입니다.

5. 《365 브레인 피트니스》는 **"매일", "꾸준히"** 하는 것이 **핵심**입니다. 1년 365일 동안 브레인 피트니스(뇌를 튼튼하게 하는 운동)를 실천함으로써, 건강한 뇌를 유지하는 데 도움을 받으실 수 있을 것입니다.

365 Brain Fitness
365 브레인 피트니스

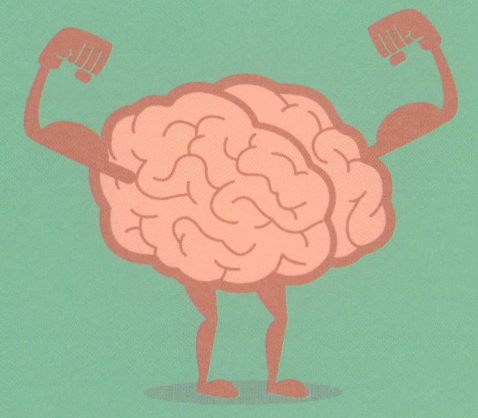

튼튼하고 건강한 뇌를 위해
1년 365일 매일매일 꾸준히 문제를 풀어보세요!

자, 그럼 시작해볼까요?

1일

날짜: _____년 _____월 _____일 _____요일   날씨: _____
시작 시각: _____시 _____분   마친 시각: _____시 _____분

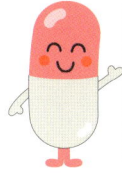 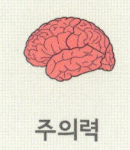 주의력

다음 보기 처럼 각각의 과일에 해당하는 번호를 과일 아래에 적어 보세요.

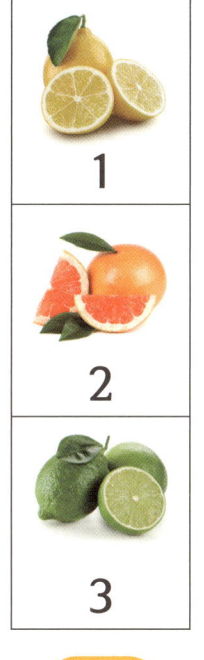

보기

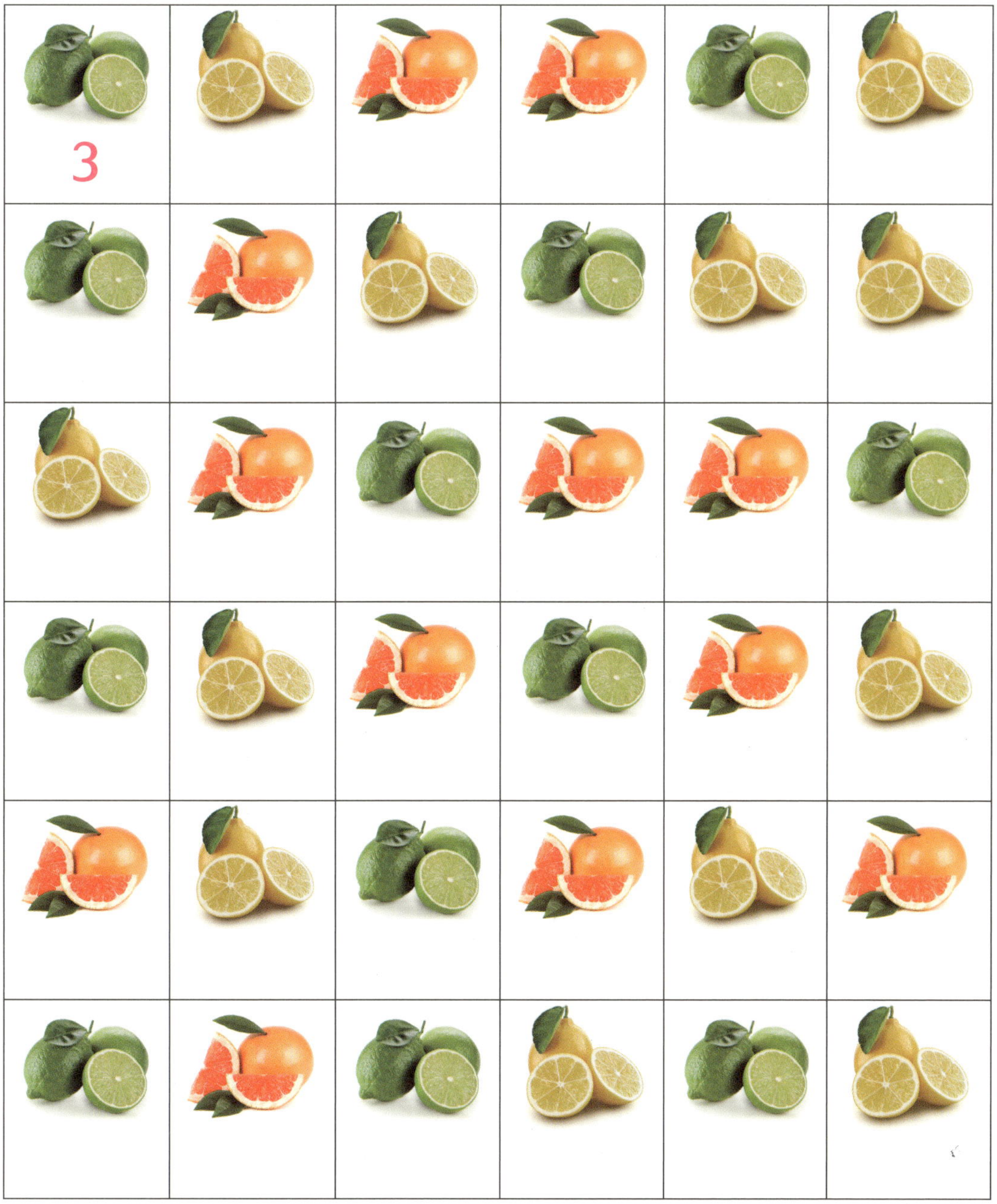

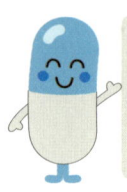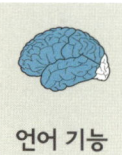 다음 제시어의 범주에 해당하는 단어를 10개 이상씩 적어 보세요.

관공소

은행

섬

동계스포츠

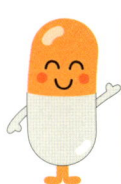 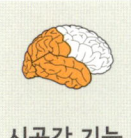

시공간 기능

다음 선을 따라가면서 연결된 글자를 □에 적어 보세요.

1. 가 나 다 라 마

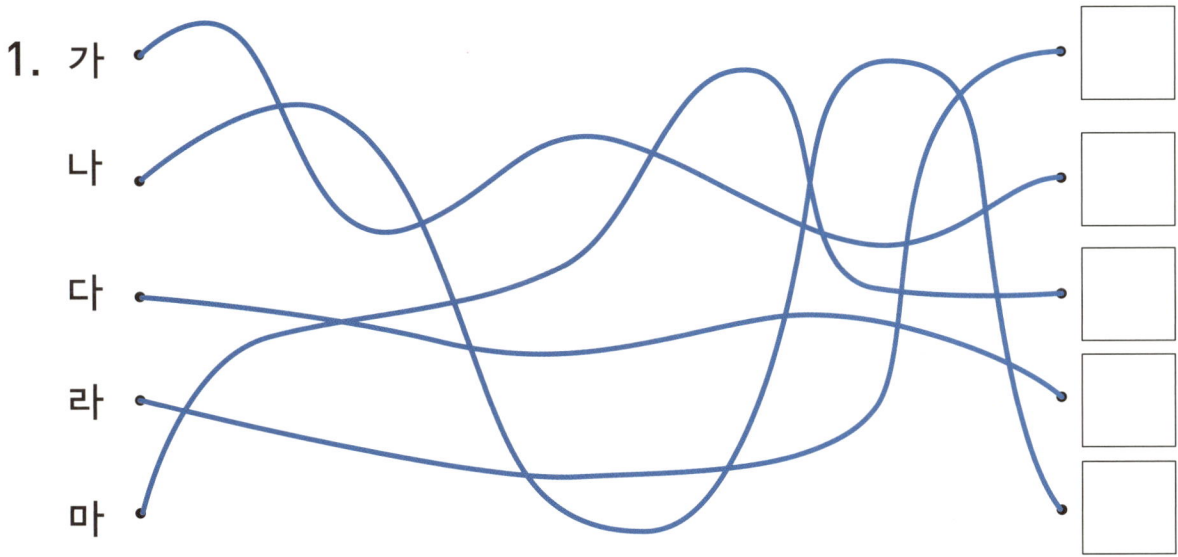

2. 가 나 다 라 마

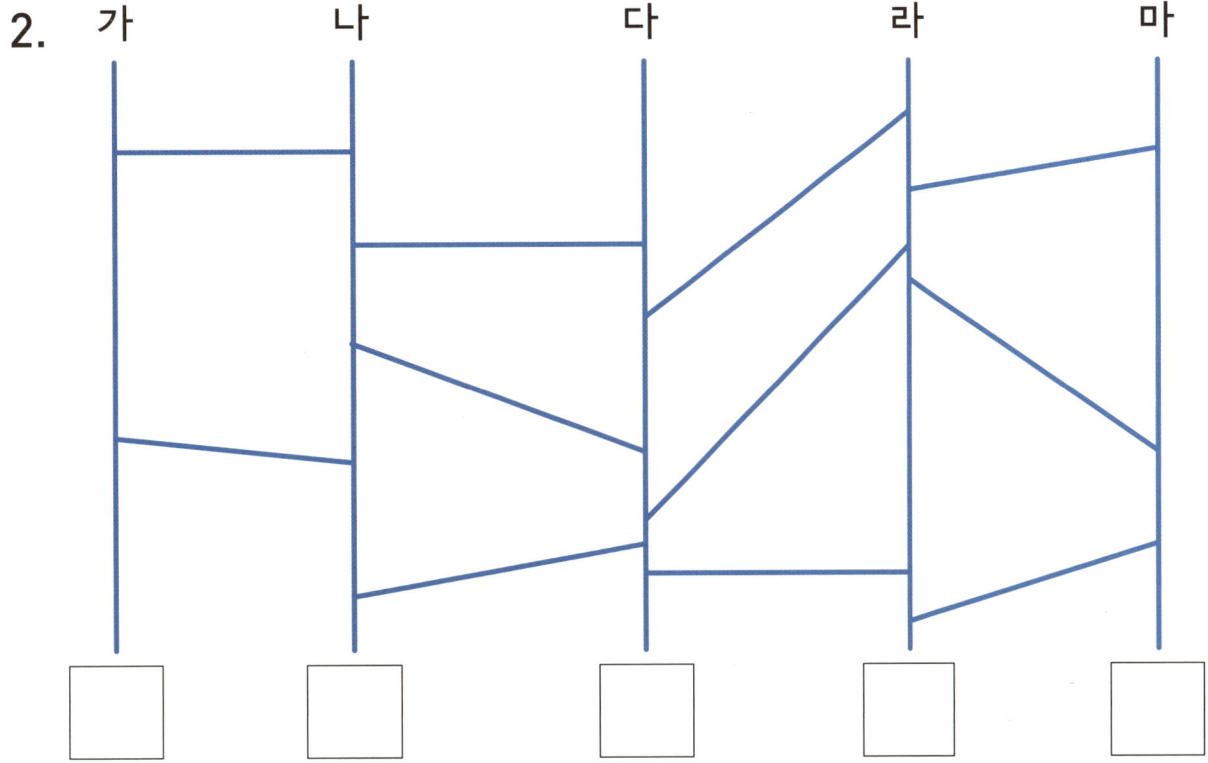

2일

날짜: _____ 년 _____ 월 _____ 일 _____ 요일 날씨: _____
시작 시각: _____ 시 _____ 분 마친 시각: _____ 시 _____ 분

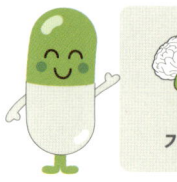 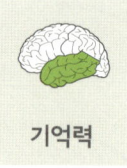
기억력

부족한 채소를 사러 시장에 가려 합니다. 사야 할 채소들을 외워볼까요? 자신의 신체 부위와 연결하여 외워보면 기억하는 데 큰 도움이 됩니다. 예를 들어 "내 눈은 양파 같이 동그랗다", "내 머리 모양은 배추를 닮았다"처럼 이야기를 만들어 외워 보세요.

사야 할 채소 목록 배추, 양파, 양배추, 고구마, 마늘, 시금치, 파

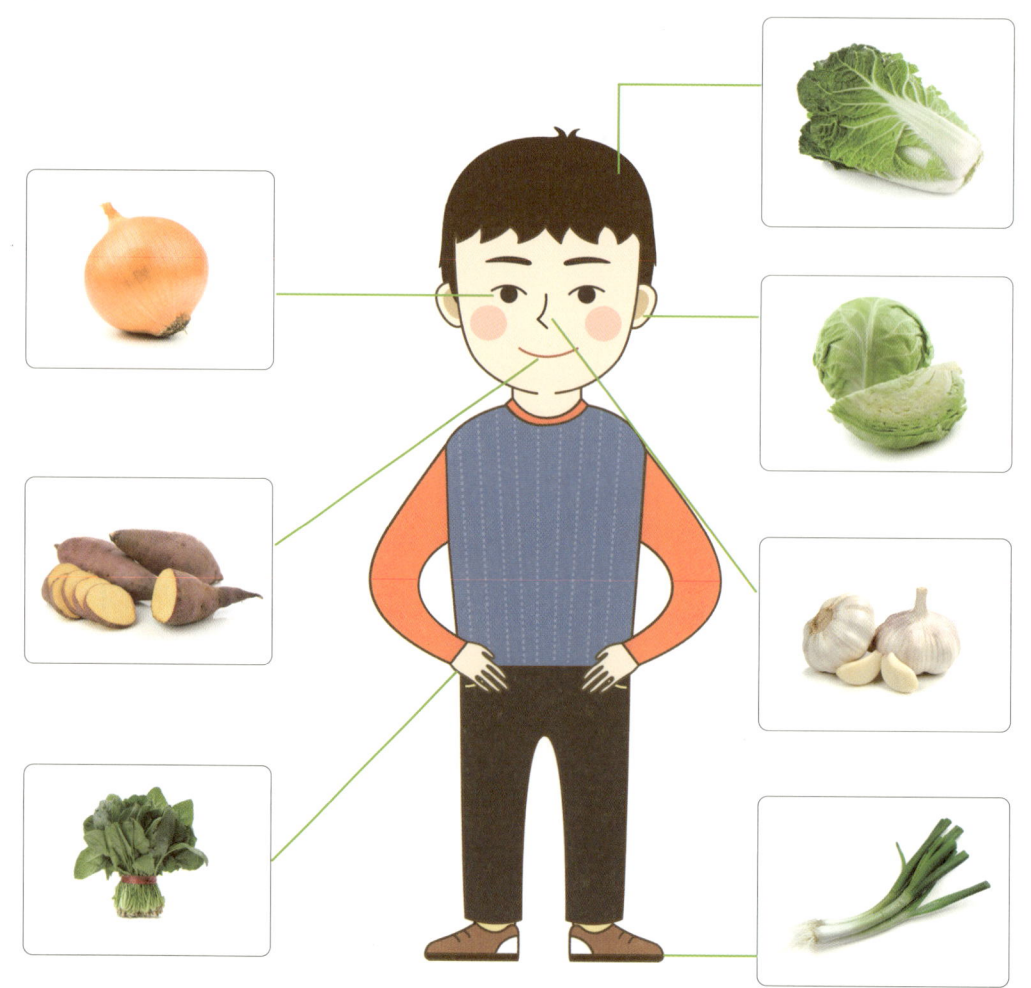

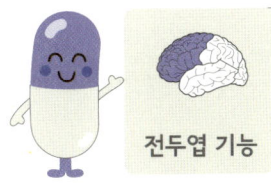

다음 시간표를 보고 기차표를 예약해 보세요. 부산에서 진행될 오전 09:00~오후 04:00의 교육을 듣고 최대한 빨리 서울로 올라 올 예정입니다. 교육 장소는 부산역에서 20분 거리에 있습니다. 단, 걷거나 이동하거나 기다리는 시간은 제외하고 계산해 보세요.

출발	도착	출발	도착
06:00 서울	08:37 부산	15:45 부산	18:23 서울
06:05 서울	08:54 부산	16:20 부산	20:02 서울
06:35 서울	09:16 부산	16:30 부산	19:09 서울
07:00 서울	09:40 부산	16:45 부산	19:27 서울
07:30 서울	10:02 부산	17:00 부산	19:41 서울
07:50 서울	10:07 부산	17:15 부산	19:59 서울

1. 서울 → 부산으로 가려면 몇 시에 출발하는 기차를 타야 할까요?
   (   )

2. 부산 → 서울로 가려면 몇 시에 출발하는 기차를 타야 할까요?
   (   )

3. 서울 → 부산 또는 부산 → 서울 가는 기차 중 3시간 이상 소요되는 기차는 어떤 것인가요?
   (   )

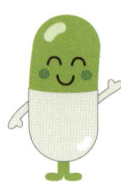 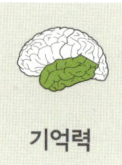 기억력

앞 장(26쪽)에서 신체 부위와 연결하여 기억한 채소의 이름을 □에 적어 보세요.

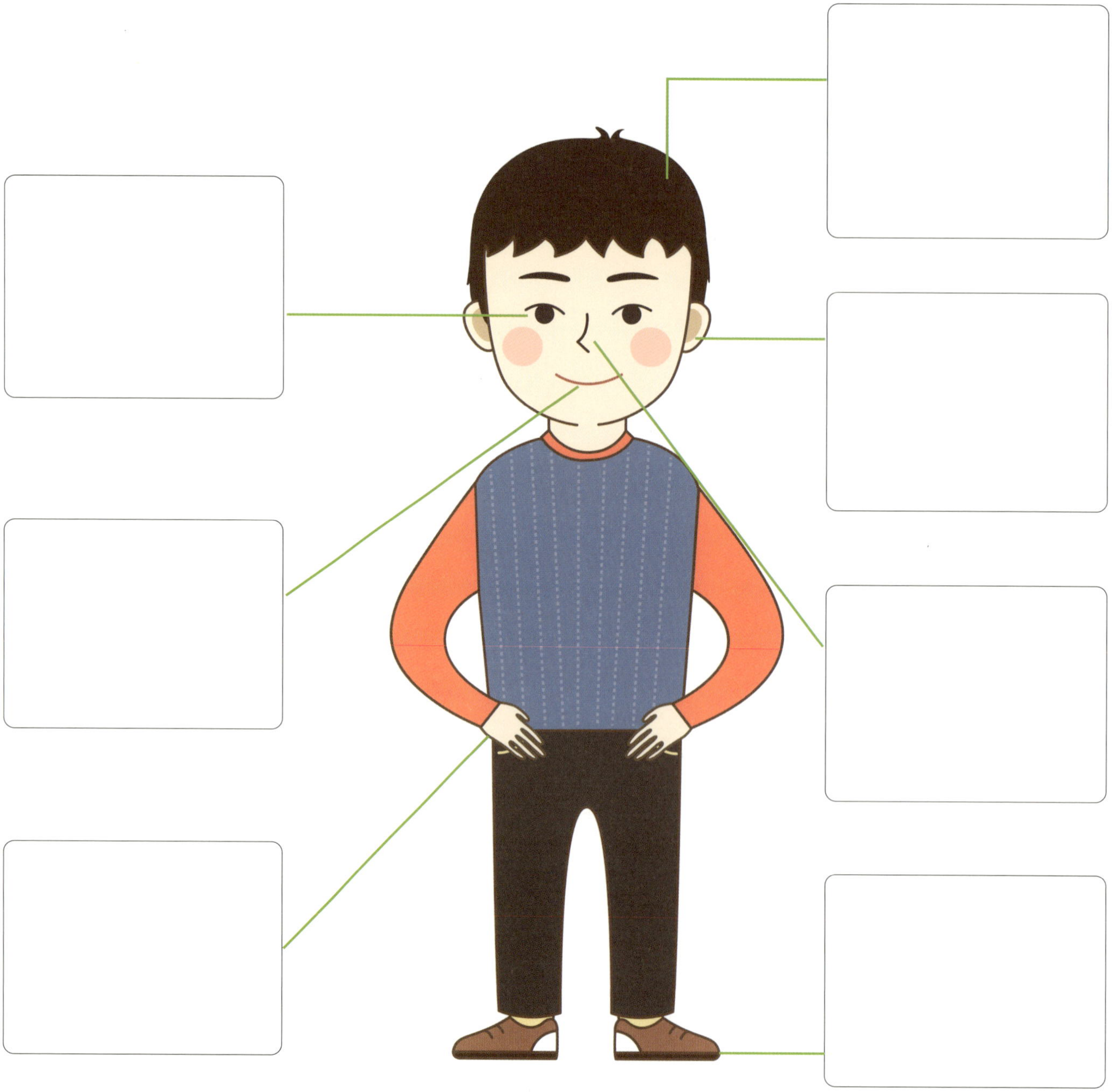

3일

날짜: _____년 ___월 ___일 ___요일   날씨: _____
시작 시각: ___시 ___분   마친 시각: ___시 ___분

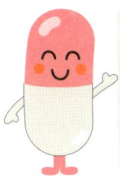 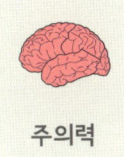
주의력

다음에서 같은 숫자가 세 번씩 적힌 것을 찾아 ○ 표시하고, 어떤 숫자인지 □에 적어 보세요.

18	65	51	40	59	27	49	17
37	55	64	15	67	16	56	60
26	35	28	47	25	13	31	37
19	38	16	58	20	61	36	44
29	51	48	12	50	41	23	54
11	39	24	45	53	37	43	32
34	21	52	57	62	30	33	66
16	48	14	42	22	63	69	51

□ □ □

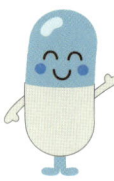 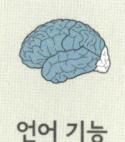

다음 그림들의 이름을 적어 보세요.

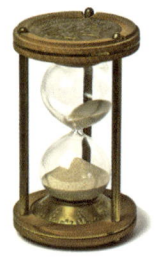 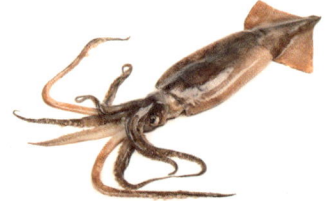 

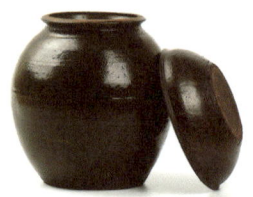  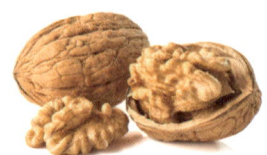 

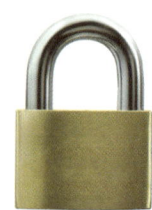  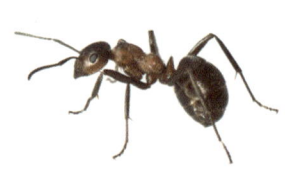 

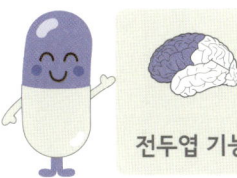

다음 그림을 보고 문제를 풀어 보세요.

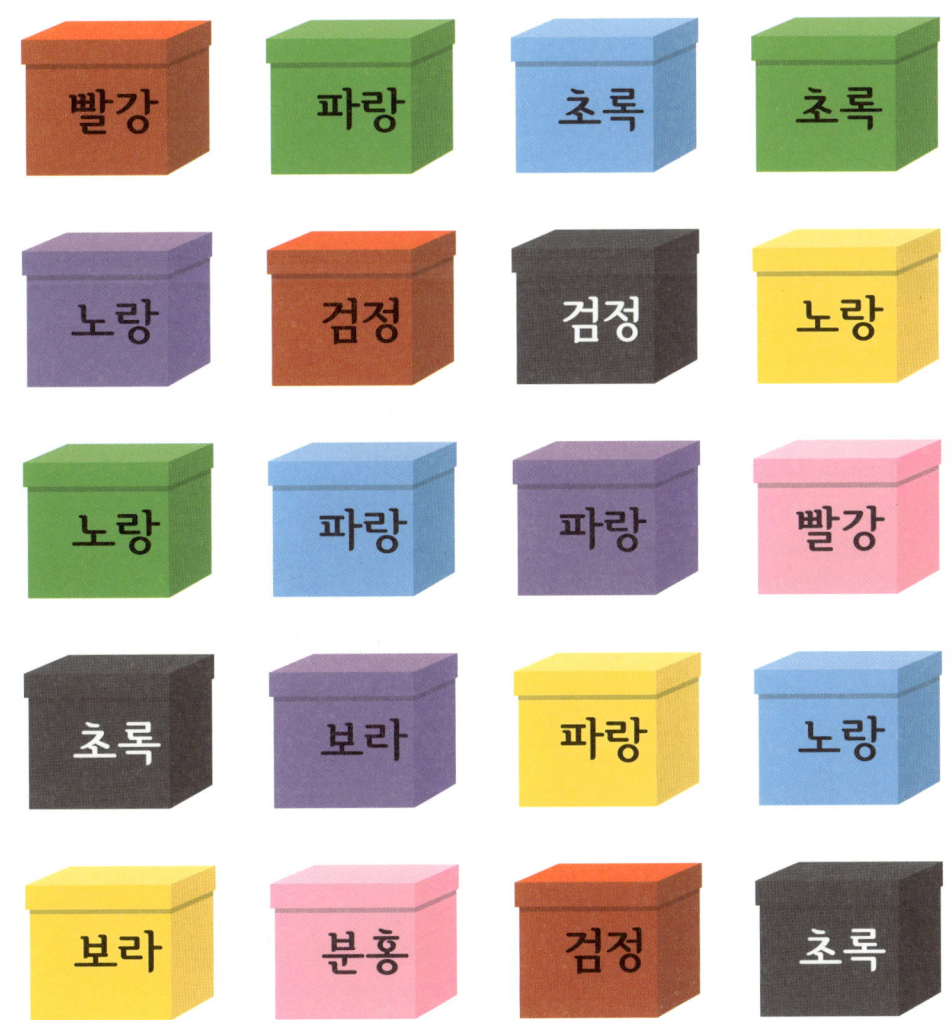

1. 상자의 바탕 색깔과 상자에 적힌 색깔 이름이 일치하는 상자는 모두 몇 개인가요? (   ) 개

2. 상자의 바탕 색깔과 상자에 적힌 색깔 이름이 다른 것은 모두 몇 개인가요? (   ) 개

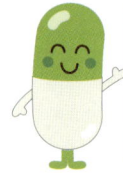

4일

날짜: _____ 년 ___ 월 ___ 일 ___ 요일   날씨: _____
시작 시각: ___ 시 ___ 분   마친 시각: ___ 시 ___ 분

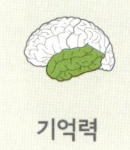
기억력

다음 그림들을 잘 기억해 두세요. 더욱 잘 기억할 수 있는 방법 한 가지를 알려드릴까요? 같은 범주끼리 묶은 다음, 해당하는 사물의 이름을 (   )에 적고 외워보세요.

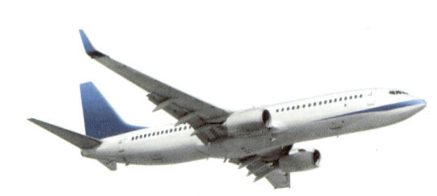
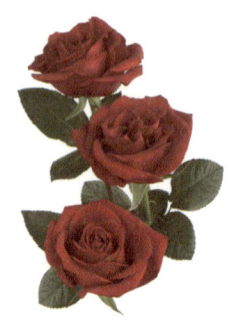
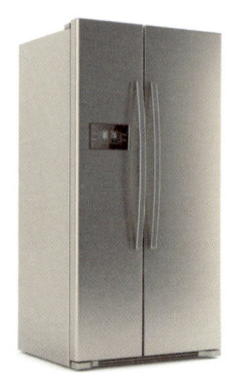

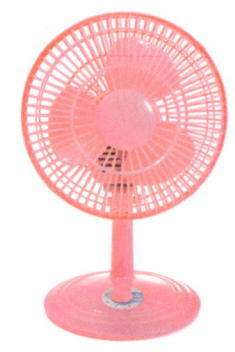
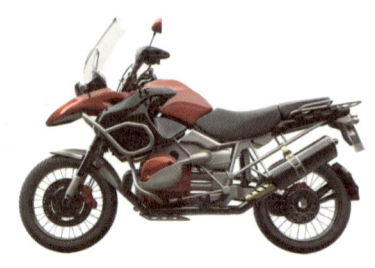
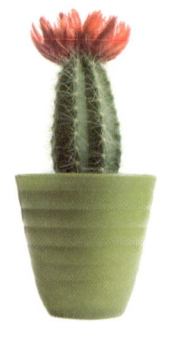

■ 운송수단   (   ) (   )

■ 가전제품   (   ) (   )

■ 식물   (   ) (   )

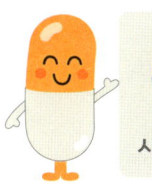 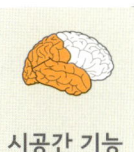

다음 그림을 아래 ☐ 에 그대로 그려보세요.

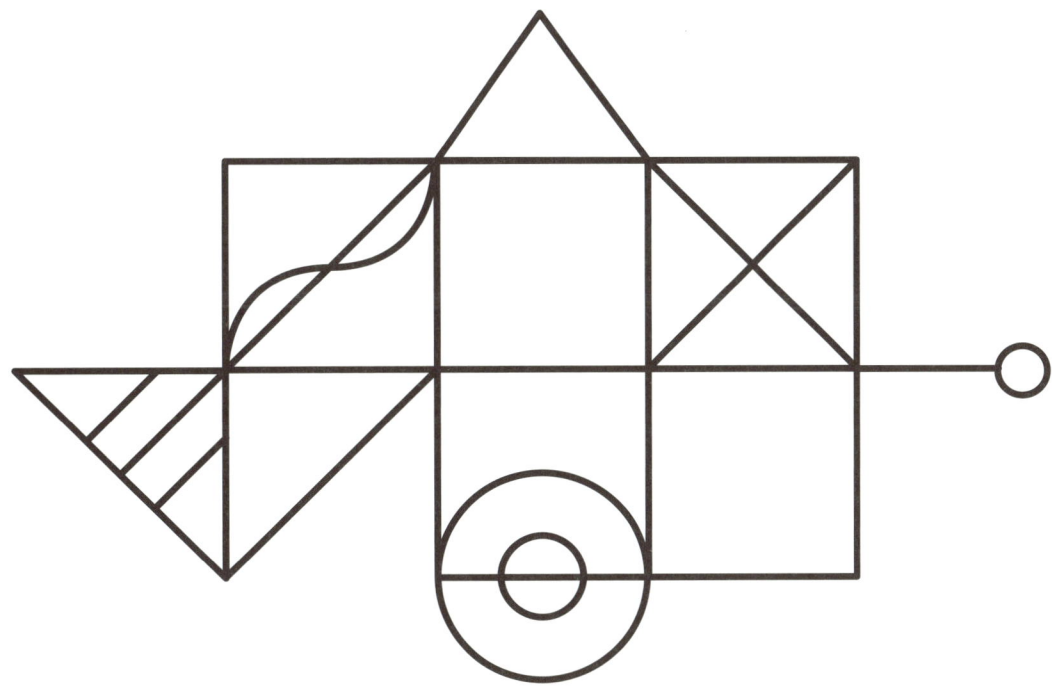

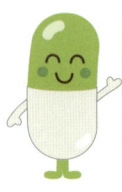 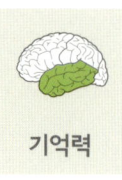 다음에서 앞 장(32쪽)에 있었던 것을 모두 찾아 ○ 표시해 보세요.

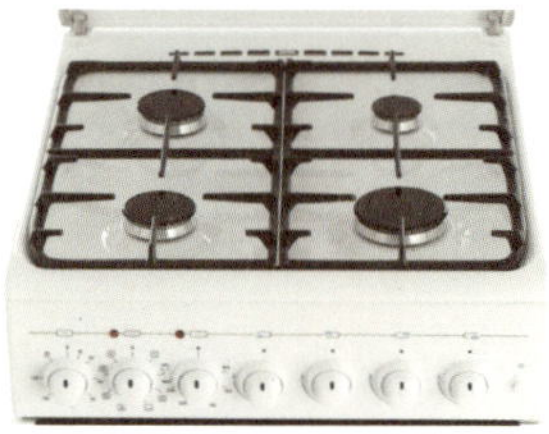

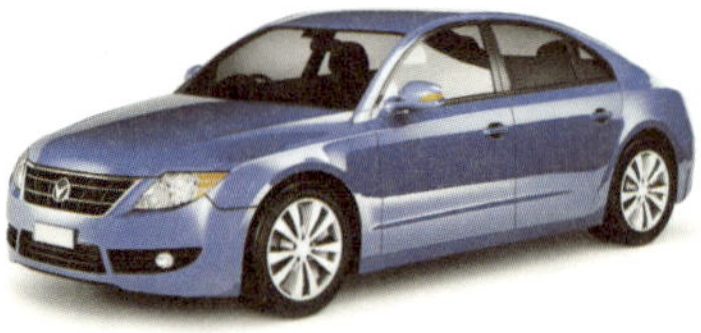

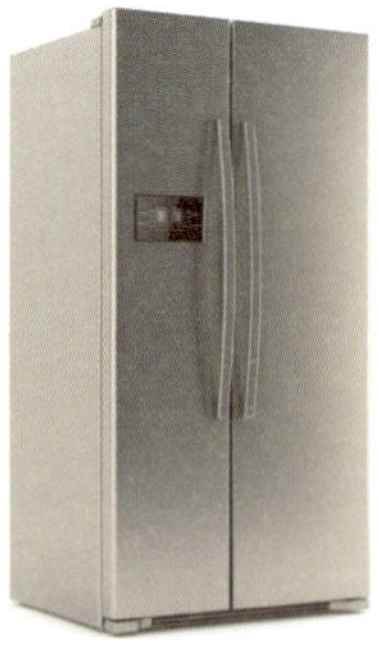

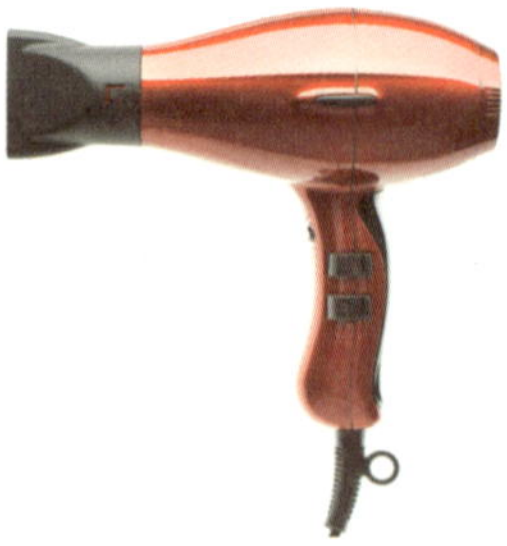

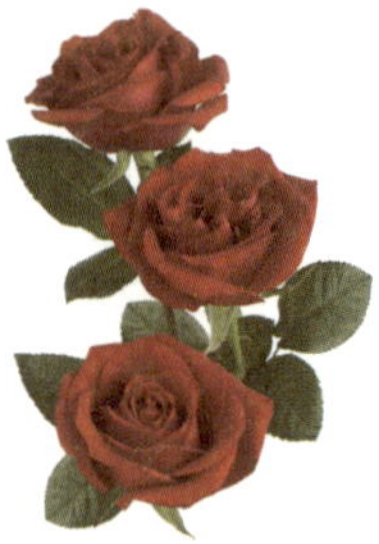

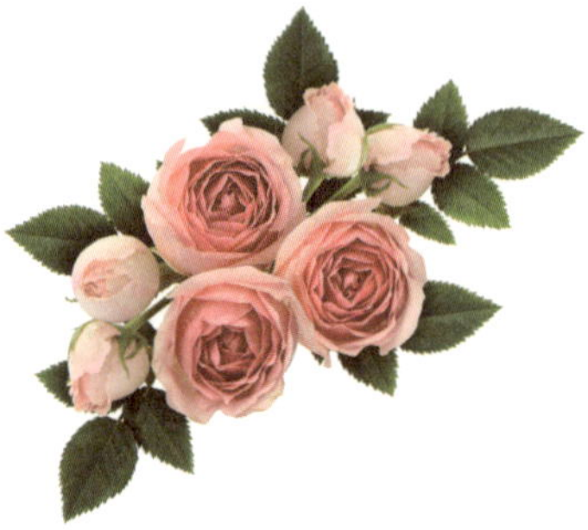

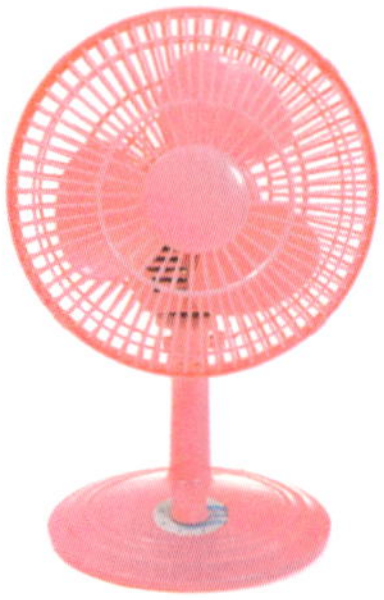

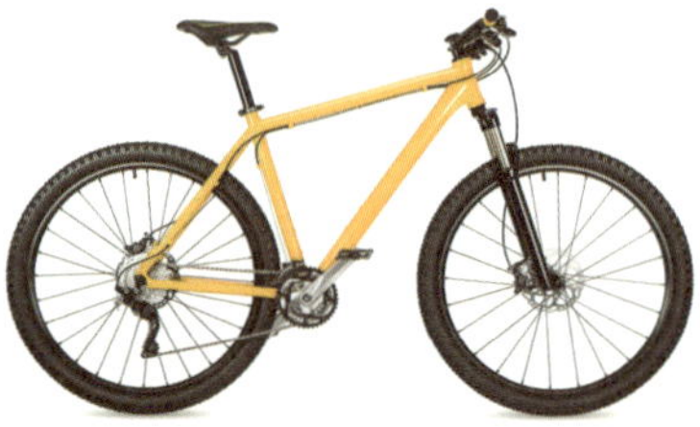

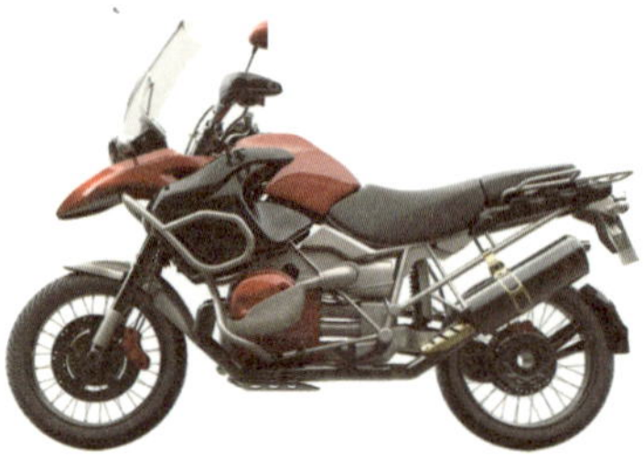

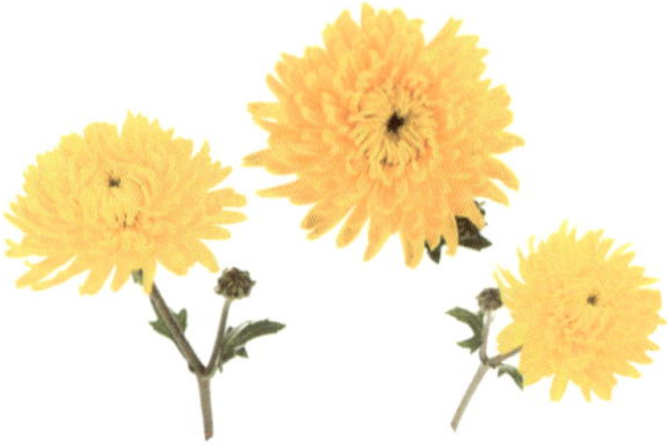

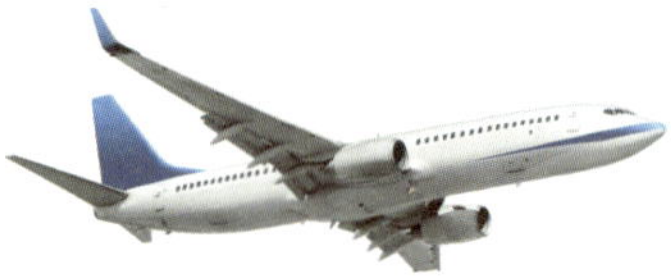

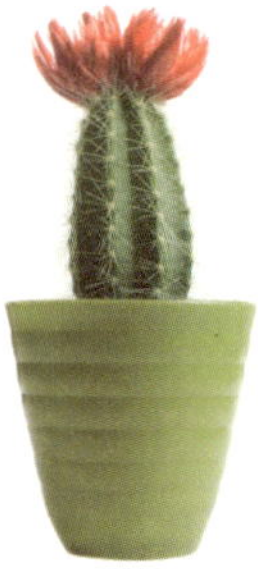

5일

날짜: _____ 년 _____ 월 _____ 일 _____ 요일   날씨: _____
시작 시각: _____ 시 _____ 분   마친 시각: _____ 시 _____ 분

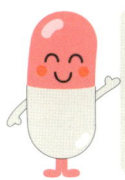 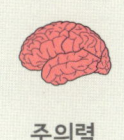 다음에서 가운데에 파란 띠가 있는 구슬을 모두 찾아 ○ 표시해 보세요.

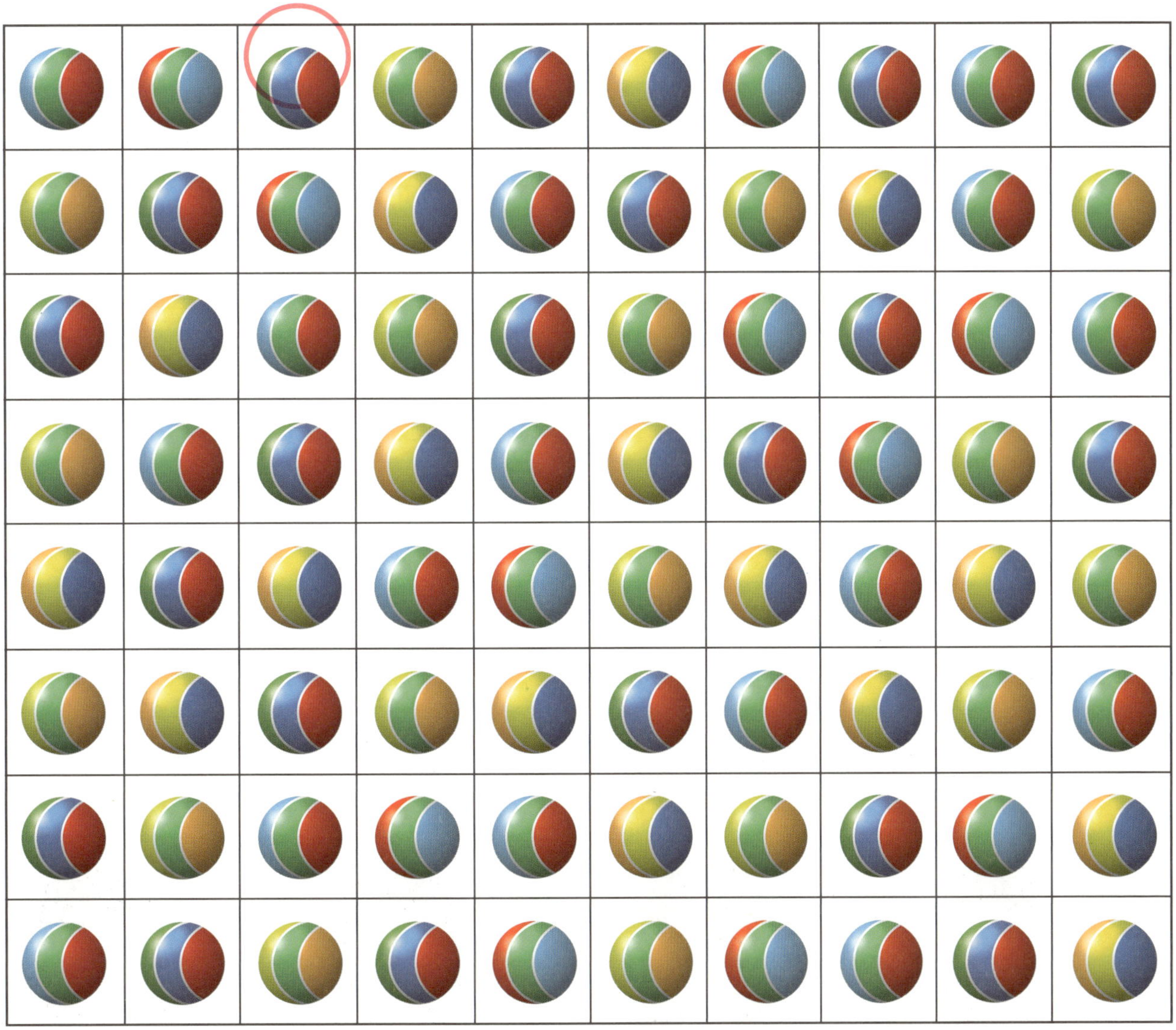

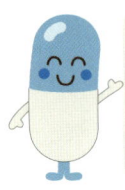 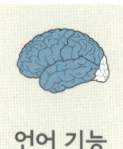

다음 글을 읽고 문제를 풀어 보세요.

> 지현 씨는 시장에서 과일 가게를 운영합니다. 오늘은 오전 5시부터 일어나 가락시장에 가서 판매할 과일들을 샀습니다. 이후 가게에 돌아와 정리를 하고, 오전 8시에 가게 문을 열었습니다. 과일 가게의 단골이신 김 할머니가 오셔서 일전에 산 사과와 귤이 너무 맛있어서 주변 친구들에게도 선물하고 싶다면서 사과 5박스와 귤 8박스를 주문하였습니다. 새벽같이 일어나 몸은 힘들었지만, 김 할머니의 칭찬과 많은 주문에 지현 씨는 큰 보람을 느꼈습니다.

1. 지현 씨네 과일 가게는 몇 시에 문을 여나요?
   (   )

2. 김 할머니는 어떤 과일을 주문했나요?
   (   )

3. 오늘 지현 씨의 기분은 어땠을까요?

① 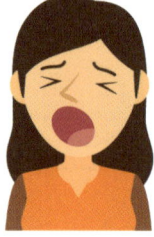 ② 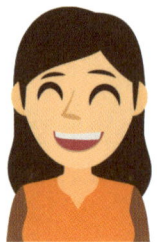 ③ 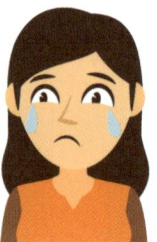 ④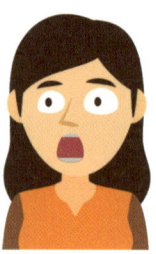

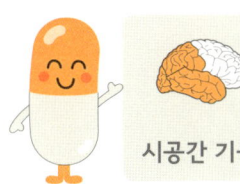

다음 그림에서 ?에는 어떤 모양이 들어가야 할까요?

(　　　　)

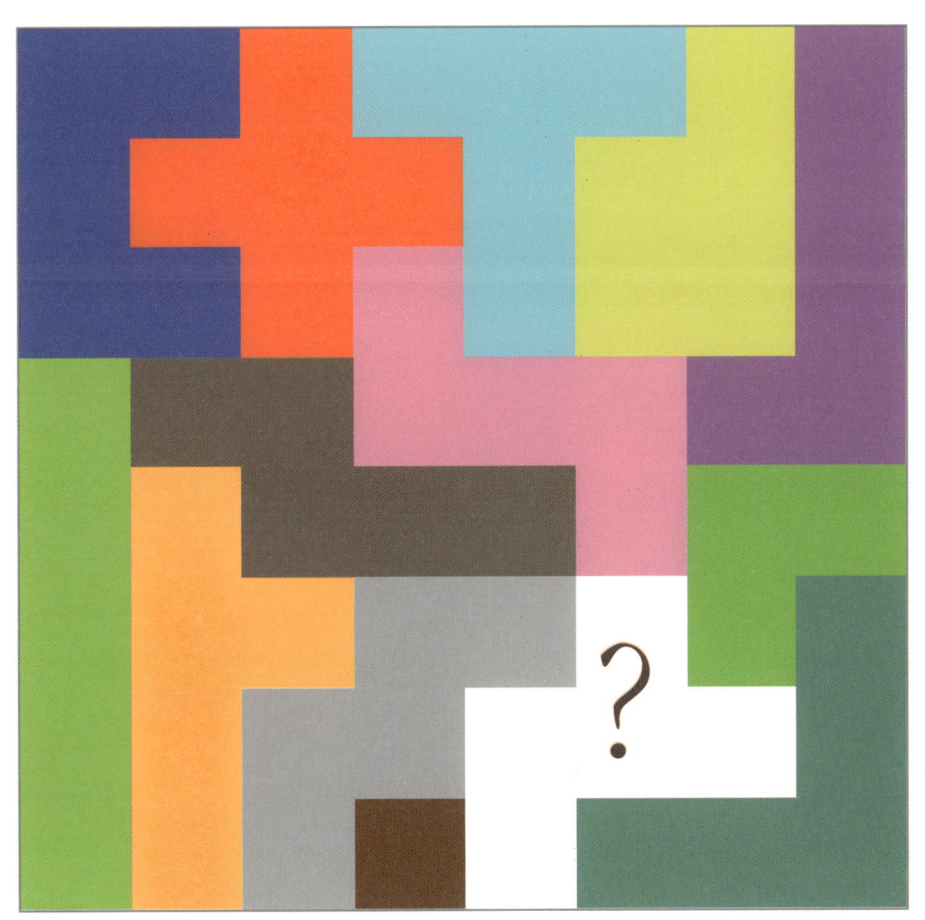

① ② ③ ④

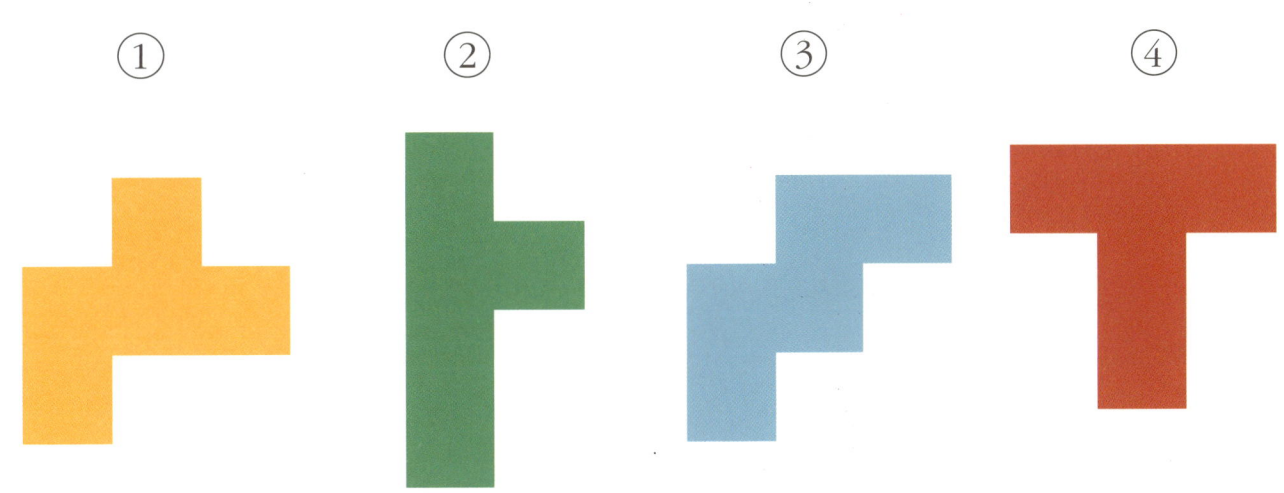

6일

날짜: _____년 ___월 ___일 ___요일   날씨: _____
시작 시각: ___시 ___분   마친 시각: ___시 ___분

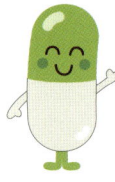 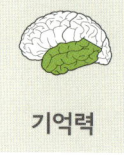
기억력

다음은 가수 장윤정의 '어머나'라는 노래입니다. 신나게 노래를 부르면서 가사를 외워 두세요.

어머나

어머나 어머나
이러지 마세요 여자의 마음은
갈대랍니다 안돼요 왜이래요
묻지 말아요 더 이상 내게 원하시면
안돼요

오늘 처음 만난 당신이지만
내사랑인걸요 헤어지면 남이돼요
모른척하겠지만

좋아해요 사랑해요
거짓말처럼 당신을 사랑해요
소설 속에 영화 속에 멋진 주인공은 아니지만
괜찮아요 말해봐요
당신 위해서라면 다 줄게요

❋ 노래를 잘 모르시면 휴대전화나 인터넷을 이용하여 검색해 들어보세요. 자녀나 친구, 손주들의 도움을 받으셔도 좋습니다.

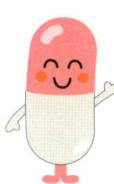 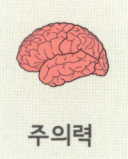

주의력

다음 문제를 풀어 보세요.

1. 5보다 작은 숫자를 찾아 ◯ 표시해 보세요.

①	6	8	5	3	4	7	5
5	3	1	4	7	9	2	8
1	2	7	6	5	8	1	3
3	5	8	5	7	4	9	2
6	9	2	7	6	1	5	4

2. 5보다 큰 숫자를 찾아 ◯ 표시해 보세요.

1	⑥	8	5	3	4	7	5
5	3	1	4	7	9	2	8
1	2	7	6	5	8	1	3
3	5	8	5	7	4	9	2
6	9	2	7	6	1	5	4

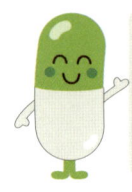 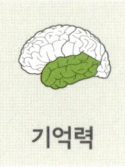

앞 장(44쪽)에서 기억한 노래를 떠올리며 문제를 풀어 보세요.

1. 노래를 부른 가수는 누구인가요? (   )

   ① 홍진영   ② 임영웅   ③ 남진   ④ 장윤정

2. (   )에 알맞은 가사를 채워 넣어 보세요.

   어머나 어머나
   이러지 마세요 (   )의 마음은
   (   )랍니다 안돼요 왜이래요
   묻지 말아요 더 이상 내게 원하시면
   (   )

   오늘 처음 만난 당신이지만
   내(   )인걸요 헤어지면 (   )이돼요
   모른척하겠지만

   좋아해요 사랑해요
   (   )처럼 당신을 사랑해요
   소설 속에 (   ) 속에 멋진 (   )은 아니지만
   괜찮아요 말해봐요
   당신 위해서라면 다 줄게요

7일

날짜: _____년 _____월 _____일 _____요일   날씨: _____
시작 시각: _____시 _____분   마친 시각: _____시 _____분

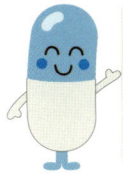 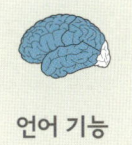

다음 제시한 단어들을 모두 조합하여 문장을 자유롭게 만들어 보세요. 제시어를 하나라도 빠뜨리면 안 됩니다.

비행기, 소음, 라면

라면을 먹다가 비행기 소음에 깜짝 놀랐다.

나비, 진달래, 등산

신문, 짜장면, 전화기

화장지, 구두, 현관

다락방, 책, 커피

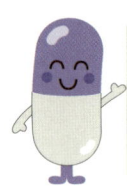 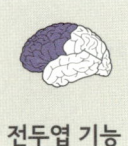 다음 글을 읽고 "나는 누구일지" (   )에 적어 보세요.

1. 나는 바다에 삽니다. 등푸른 생선의 대표입니다. 소금에 절인 나를 '자반 ○○○'라고 합니다.
   (   )

2. '까도 까도 계속 나온다'고 할 때 주로 비유합니다. 식재료로 자주 쓰이며, 동그란 나를 썰 때 많은 사람들이 매워서 눈물을 흘립니다.
   (   )

3. 바닷가나 사막에서 볼 수 있습니다. 입자가 곱고 부드러워서 여름에는 나를 이용해서 사람들은 찜질을 해요.
   (   )

4. 지구상에서 가장 큰 동물로 바다에 삽니다. 술을 많이 먹은 사람을 나에 비유하기도 합니다.
   (   )

5. 곡식으로 빵, 죽, 떡 등을 만들 때 쓰입니다. 붉은색을 띠고 있어 예로부터 악귀를 쫓는 데도 사용했습니다.
   (   )

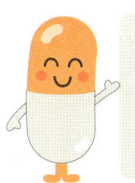 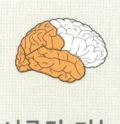

다음은 핀볼 게임입니다. 보기 를 참고하여 공이 최종적으로 도착하는 번호에 ○ 표시해 보세요.

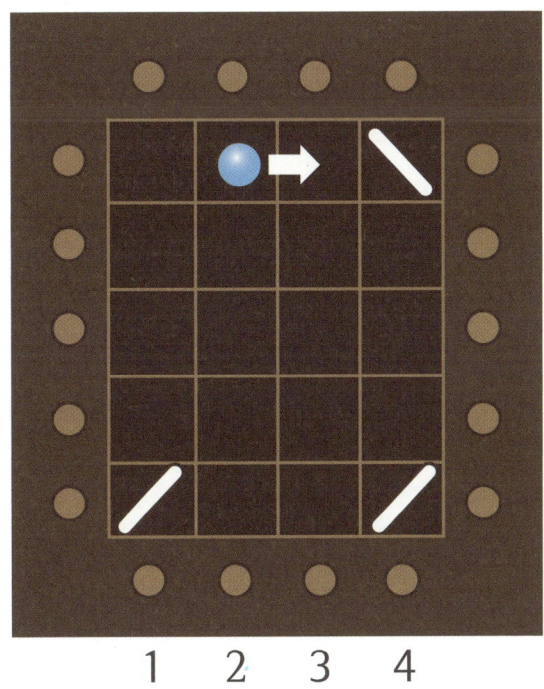

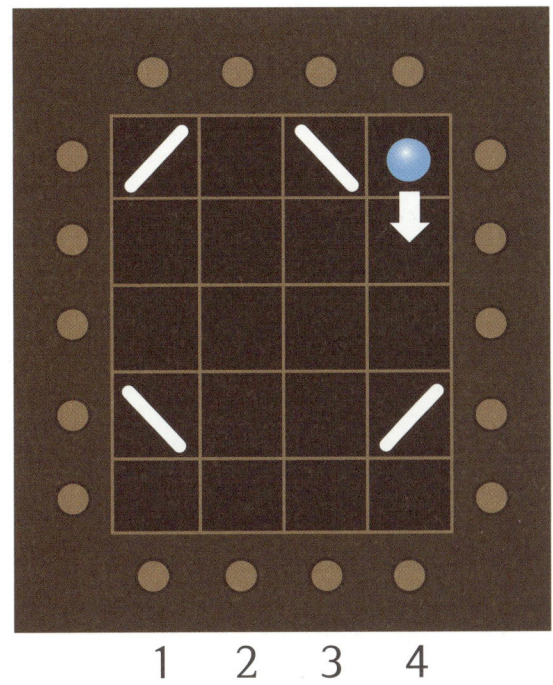

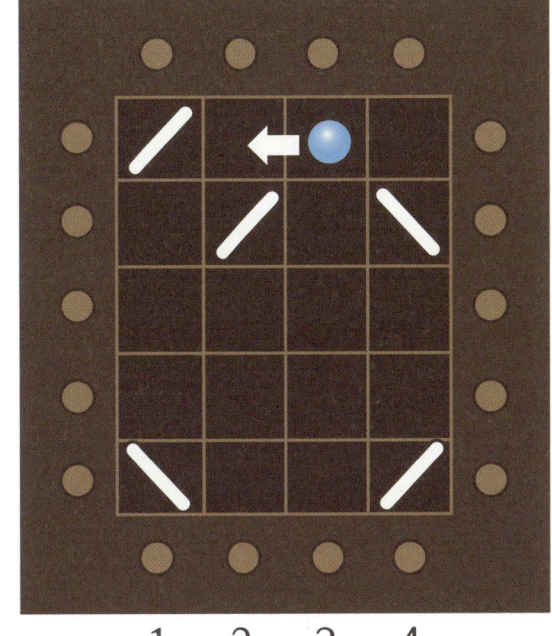

8일

날짜: _____년 ___월 ___일 ___요일 날씨: _____
시작 시각: ___시 ___분   마친 시각: ___시 ___분

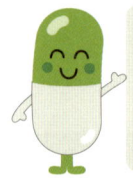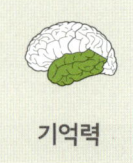

오늘 해야 할 일들이 많아서 적어보았습니다. 하루 동안 어떤 일들을 해야 할지 시간 순서대로 정리해서 아래에 다시 적어보고 잘 기억해 두세요.

- 14시에 카페에서 친구와 만나기로 했습니다.
- 친구를 만나고 집에 오는 길에 마트에 들러 쓰레기봉투를 사야 합니다.
- 오전 9시에 충치 치료를 위해 치과 예약을 했습니다.
- 오후에 만날 친구를 위해 점심 전 백화점에 가서 선물을 사려고 합니다.
- 점심 식사 후 약을 먹어야 합니다.

■ 시간 순서대로 할 일들을 정리하여 적어 보세요.

1.

2.

3.

4.

5.

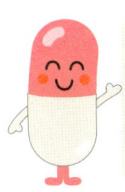 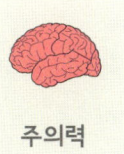 다음에서 단어가 아닌 뜻이 없는 것(15개)를 ○ 표시해 보세요.

도토리	곤혀	마당	빔추	옆	우물
카레	엊	마늘	달래	콩	푸훌
밴우	찪	며칠	뭍	엄청	부엌
바위	청재	언덕	굴	만줏	방
구두쇠	오막	댁져	찰둑	새우	부락
툴방	축구	파	티셔츠	싸인	태샙
키술	빈대	도시	쿠션	투맛	자석
너울	루비	우존	플룻	대구	내챙

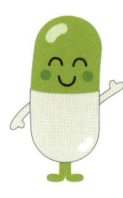 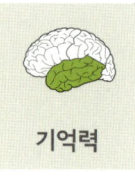 앞 장(44쪽)의 내용을 기억하여 다음 문제를 풀어 보세요.

1. 시간 순서대로 해야 할 일을 적어 보세요.

2. 치과를 예약한 시간은 언제였나요?
(   )

3. 친구와 만나기로 한 장소는 어디였나요?
(   )

4. 약은 언제 먹어야 하나요?
(   )

5. 백화점에는 왜 갔나요?
(   )

6. 친구를 만나고 돌아오는 길에 어디를 들렀어야 하나요?
(   )

9일

날짜: ___년 ___월 ___일 ___요일   날씨: ___
시작 시각: ___시 ___분   마친 시각: ___시 ___분

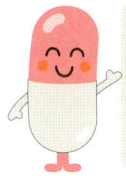
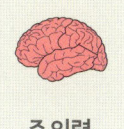

주의력

다음에서 (가)와 (나) 표에 공통적으로 들어 있지 않은 숫자를 모두 찾아 ☐에 적어 보세요.

(가)

16	11	5	18	21	8
2	19	24	36	17	26
9	31	33	3	13	1
22	7	15	38	29	23
14	34	35	10	32	6
12	20	39	7	37	28

(나)

24	27	6	22	15	2
4	17	26	11	31	29
23	1	25	9	37	19
14	12	5	16	7	13
28	32	36	20	21	35
8	30	3	38	33	39

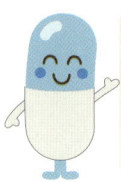 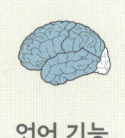 다음 제시한 단어로 보기 를 참고하여 2행시 또는 3행시를 만들어 적어 보세요.

> 보기
> 소 | 중한 사람과 평생동안
> 원 | 없이 사랑하며 살자.

1. 나 |
   비 |

2. 미 |
   소 |

3. 수 |
   영 |
   장 |

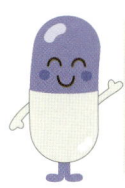 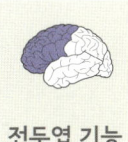

다음 보기 처럼 □를 2개씩만 칠하여 다양한 모양을 만들어 보세요.

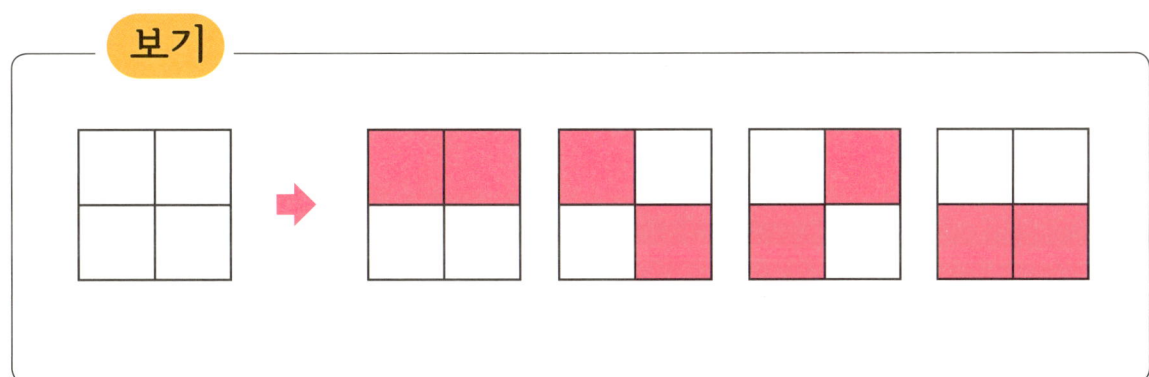

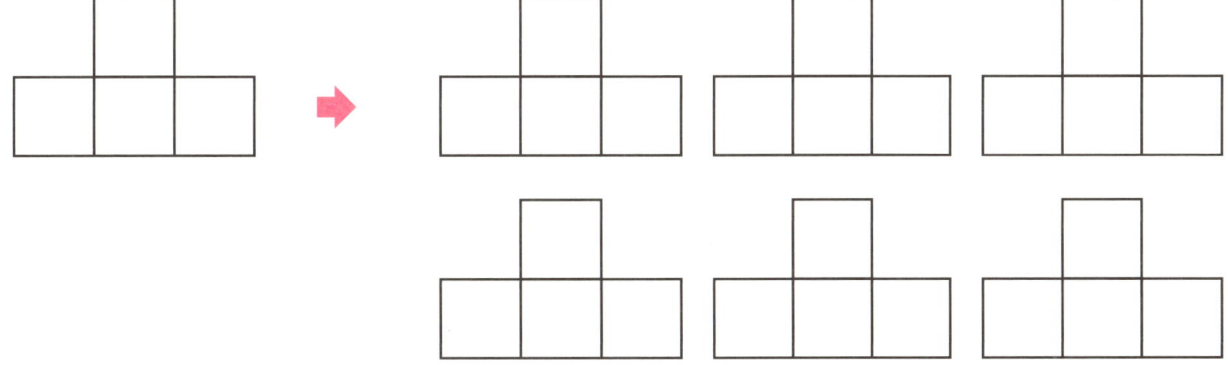

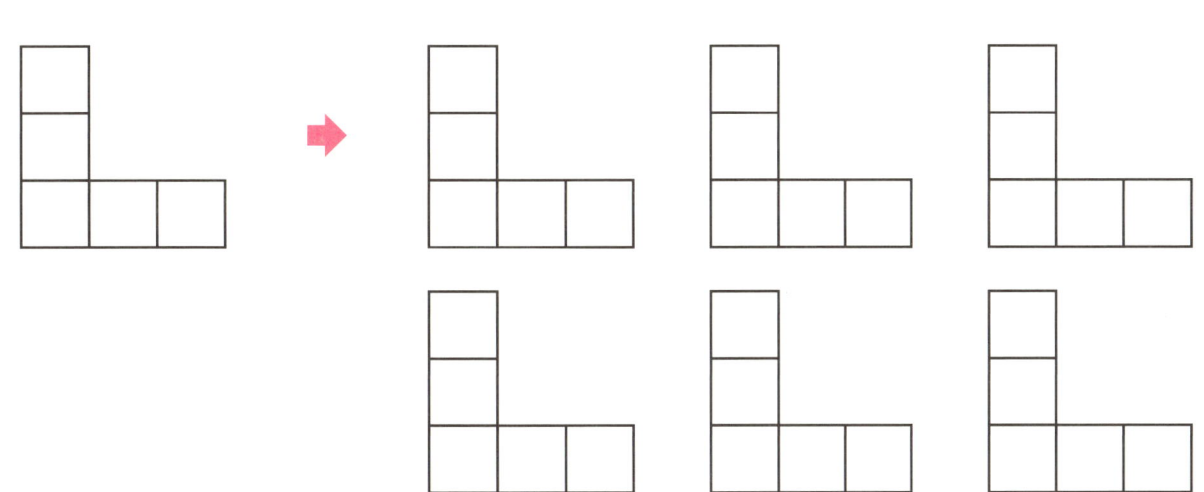

10일

날짜: ____ 년 ____ 월 ____ 일 ____ 요일   날씨: ____
시작 시각: ____ 시 ____ 분   마친 시각: ____ 시 ____ 분

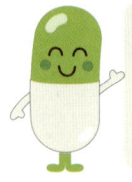
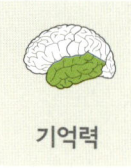
기억력

왼쪽의 그림을 오른쪽 칸에 똑같이 따라 그려 보세요.

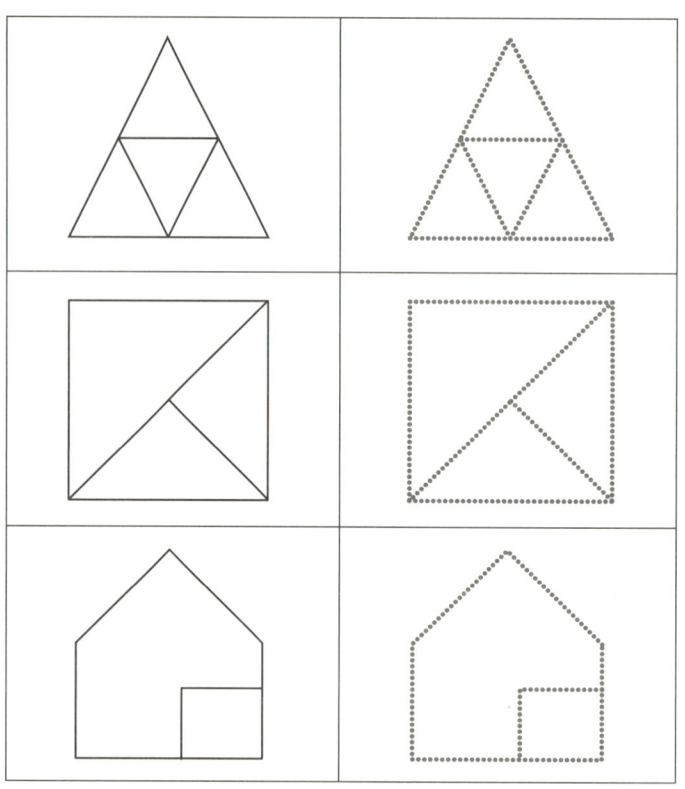

🟩 위의 그림을 이번에는 점선 없이 그리면서 외워 두세요.

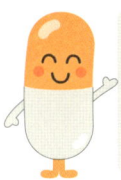 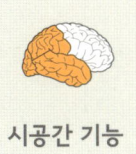

다음에서 1번과 2번에 들어갈 그림 조각이 알맞게 짝 지어진 것은 몇 번인가요? (　　　)

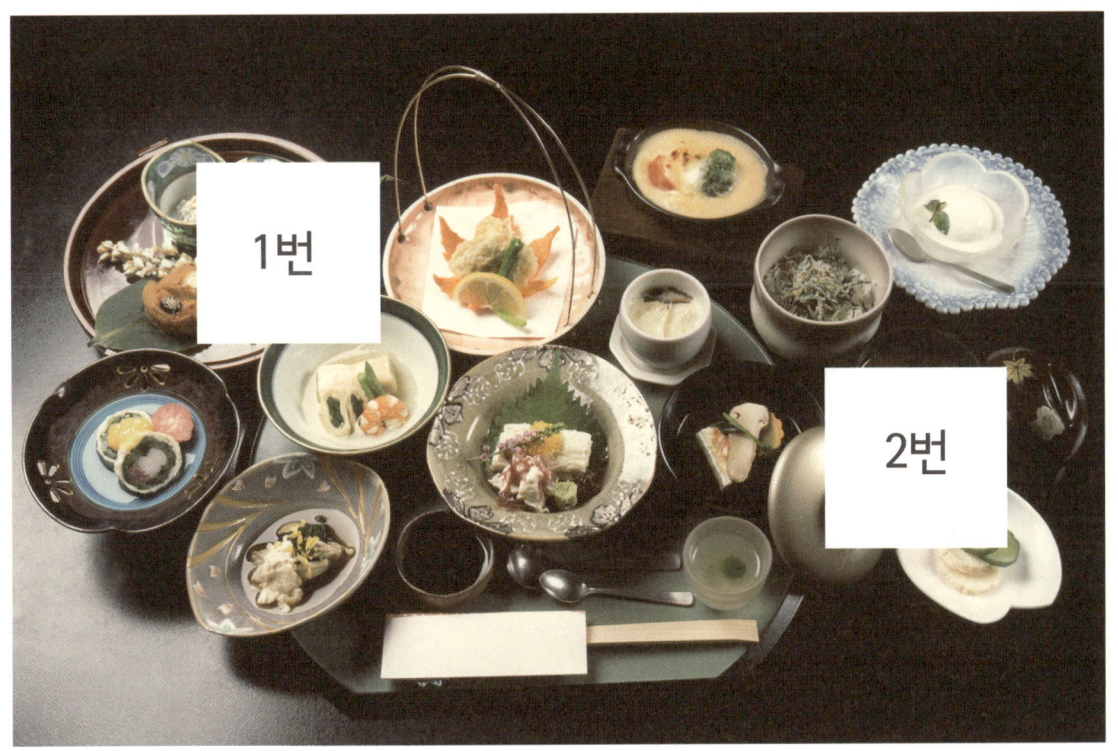

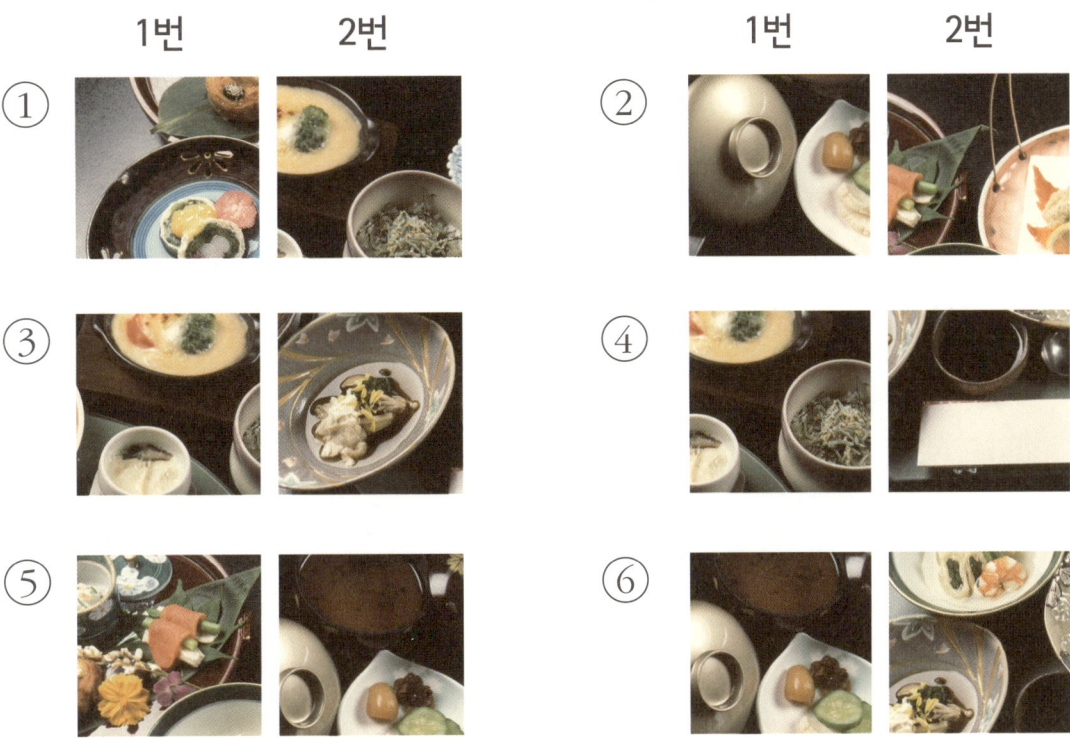

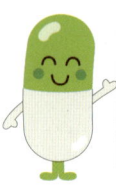 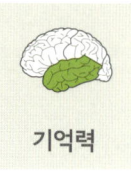

기억력

앞 장(50쪽)에서 따라 그렸던 그림을 찾아 ○ 표시해 보세요.

1.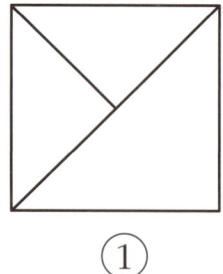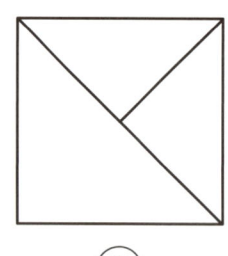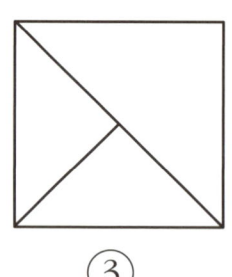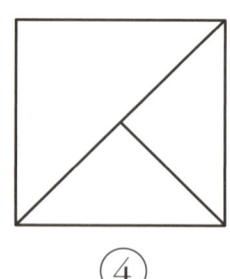
   ①　　　　　②　　　　　③　　　　　④

2.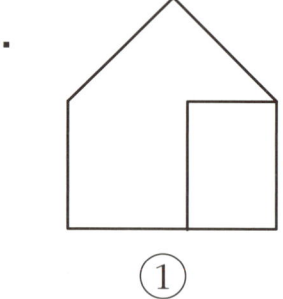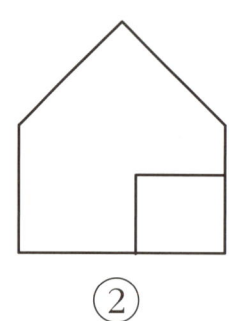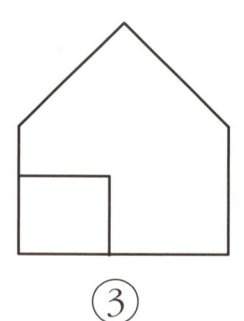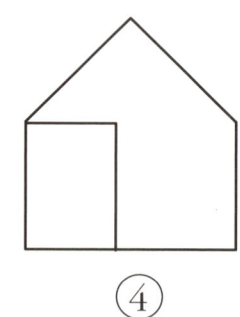
   ①　　　　　②　　　　　③　　　　　④

3.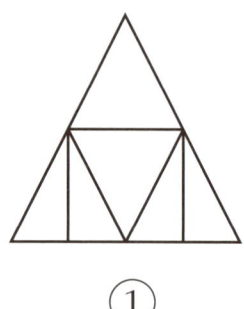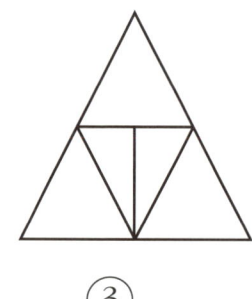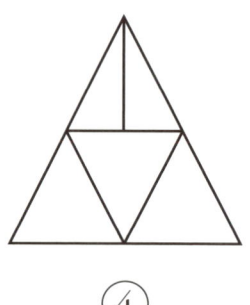
   ①　　　　　②　　　　　③　　　　　④

11일

날짜: _____년 _____월 _____일 _____요일   날씨: _____
시작 시각: _____시 _____분   마친 시각: _____시 _____분

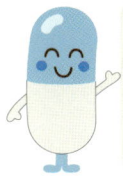 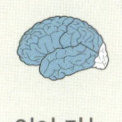

언어 기능

다음은 단어 퍼즐입니다. 설명을 읽고 네모 칸에 정답을 적어 보세요.

가로
1. 봄에 피는 노란 꽃.
2. 우리나라 최대의 섬, 한라산이 있음.
3. 어떤 사람이나 존재를 몹시 아끼고 귀중히 여기는 마음.
4. 같은 학교를 졸업한 사람들이 모여 서로 친목을 도모하고 모교와의 연락을 하기 위하여 조직한 모임.

세로
1. 올챙이가 자라면 무엇이 될까요?
2. 약을 제조하는 회사.
5. 0000이 소도둑 된다.

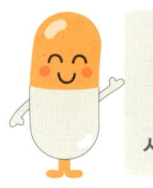 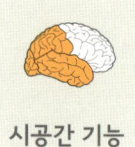 보기 처럼 만들 때 필요 없는 조각을 모두 골라 번호를 적어 보세요.

(   )

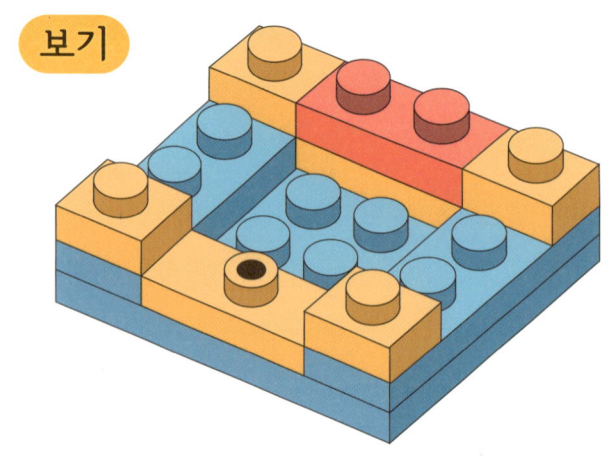

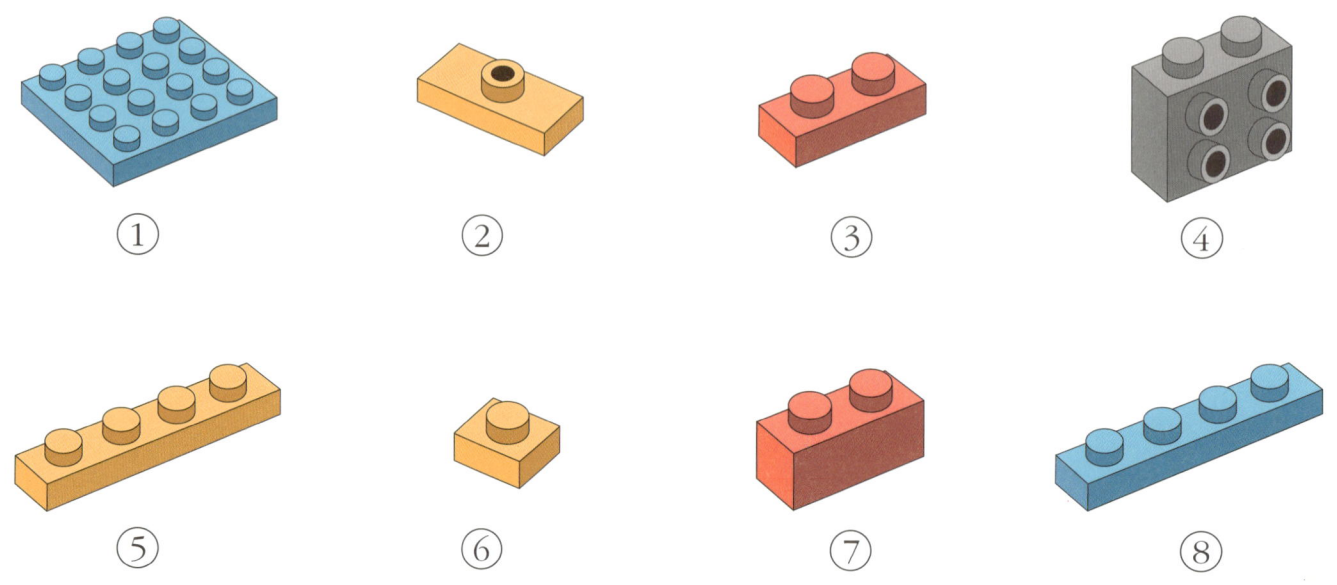

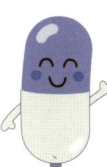
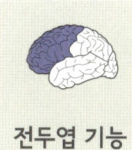

전두엽 기능

다음 1~8번의 계산 문제를 풀어 □에 답을 적어 보세요. 그리고 답과 짝지은 자음 또는 모음을 적어 보세요. 그러면 어떤 문장이 나타나는 데 □□□□에 적어 보세요.

1. 6 + 2 - 2 = 6 ▶ ㅁ
2. 5 + 8 + 4 = ▶ ㅇ
3. 2 × 3 + 1 = ▶ ㅐ
4. 8 - 7 + 13 = ▶ ㄱ
5. 11 - 4 + 6 = ▶ ㅗ
6. 4 × 2 + 19 = ▶ ㅅ
7. 15 + 12 - 3 = ▶ ㅎ
8. 18 - 5 + 17 = ▶ ㅏ

14	30	6	27	30	24	7	17	13
		ㅁ						

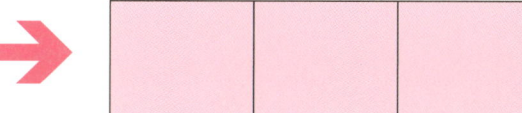

12일

날짜: _____ 년 ___ 월 ___ 일 ___ 요일   날씨: _____
시작 시각: ___ 시 ___ 분   마친 시각: ___ 시 ___ 분

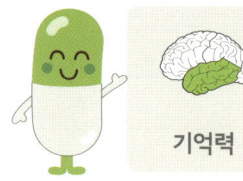
기억력

송일희 할머니는 손주들을 데리고 놀이공원에 왔습니다. 손주들의 이름과 입고 있는 옷을 외워볼까요? 뒷장의 문제를 풀기 위해 잘 기억해 두세요.

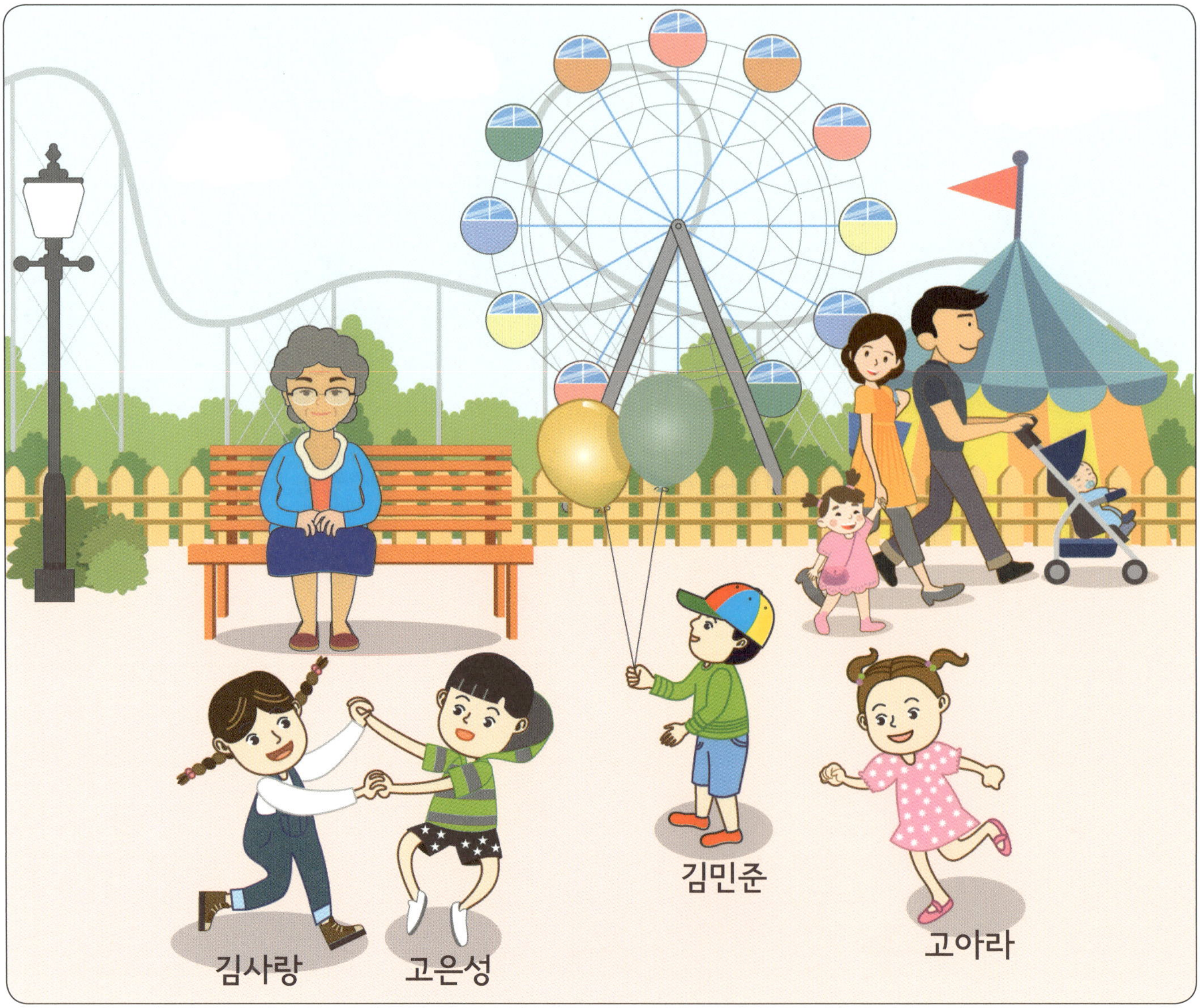

김사랑   고은성   김민준   고아라

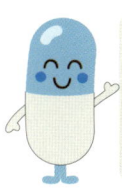 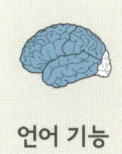 다음 제시어에 해당하는 단어를 10개 이상씩 적어 보세요.

새

까치,

병원 진료과

내과,

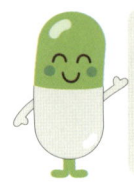 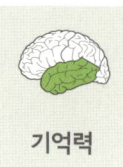
기억력

앞 장(56쪽)에서 기억한 손주들의 이름과 옷차림을 떠올리며 다음 문제를 풀어 보세요.

1. 송일희 할머니와 손주들은 어디로 놀러 갔나요?
   (   )

2. 아래의 옷을 입은 손주는 누구일까요? (   )

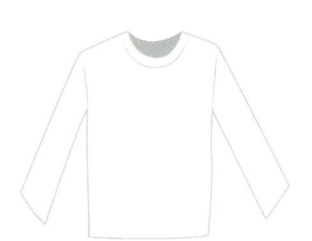 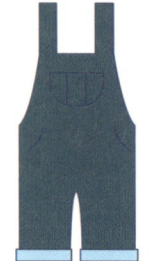 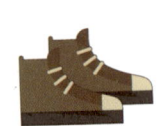

① 고아라
② 김사랑
③ 김민준
④ 고은성

3. 잘 놀고 있던 손주 은성이가 없어졌어요! 송일희 할머니는 경찰에게 은성이의 옷차림을 어떻게 설명해야 할까요? 아래 칸에 적어 보세요.

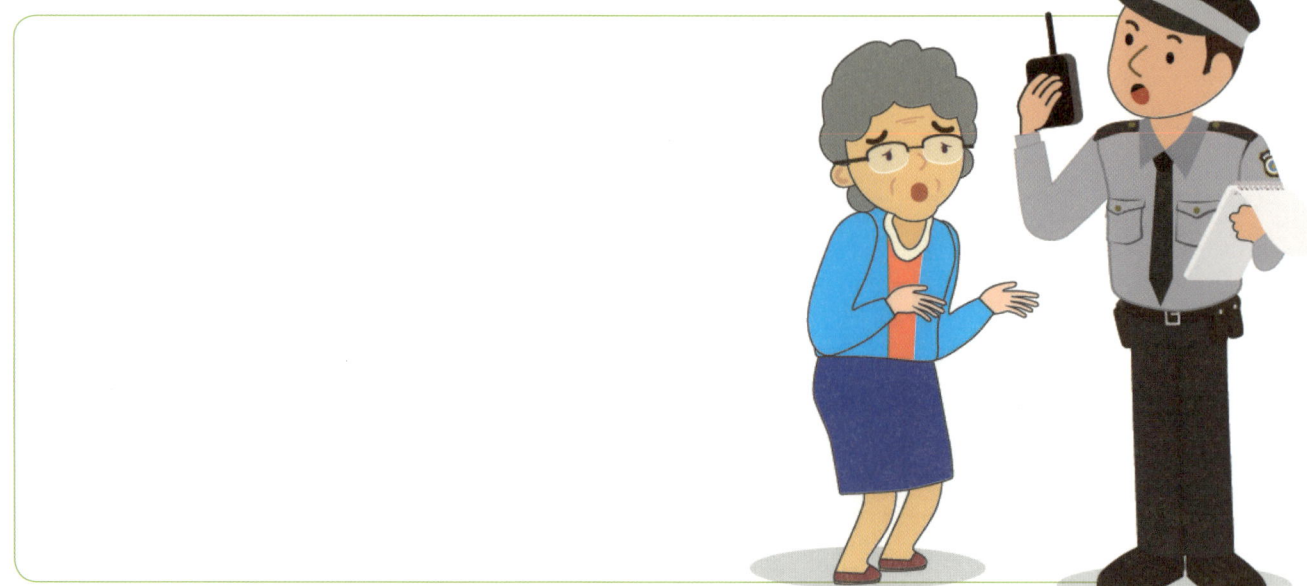

13일

날짜: _____ 년 _____ 월 _____ 일 _____ 요일   날씨: _____
시작 시각: _____ 시 _____ 분   마친 시각: _____ 시 _____ 분

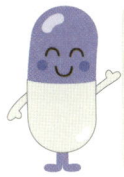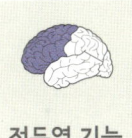
전두엽 기능

다음의 게임 규칙을 적용하여 ?에 어떤 숫자가 들어갈지 (   )에 적어 보세요.

게임 규칙

- 숫자를 순서대로 나열한다.
- 같은 숫자가 올 경우 검은색이 왼쪽에 가도록 한다.
- 숫자는 0~12까지 색깔별로 하나씩만 있다.

1. **1** 3 ? **5** **10**   (   )

2. 1 **4** ? **5** 8   (   )

3. ? **1** 8 **12** ?   (   )

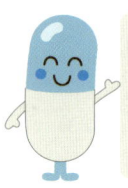 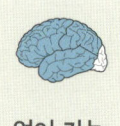 다음 순서가 뒤바뀐 단어를 올바르게 조합하여 (   )에 적어 보세요.

1. 대 탕 사 막

(   )

2. 당 레 무 벌

(   )

3. 중 공 화 전

(   )

4. 즈 마 네 요

(   )

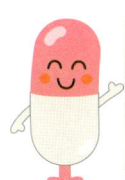 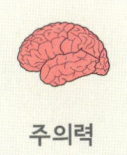
주의력

다음 계산 문제들을 풀어보세요.

8 + 3 =   13 − 6 =   7 − 5 =

3 + 4 =   2 × 9 =   24 ÷ 6 =

12 ÷ 4 =   2 + 4 =   9 − 6 =

9 × 10 =   81 ÷ 9 =   6 + 2 =

```
   13          8           6           8
 −  8       × 10         + 5         − 3
 ----       ----         ---         ---
```

```
    5          8          28          10
 +  6        + 5         ÷  7        + 7
 ----        ---         ----        ---
```

```
   10          2          10          60
 −  5        × 10        ×  2        ÷  6
 ----        ----        ----        ----
```

14일

날짜: _____년 _____월 _____일 _____요일   날씨: _____
시작 시각: _____시 _____분   마친 시각: _____시 _____분

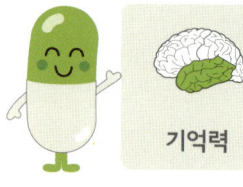

다음 그림을 아래에 똑같이 따라 그리며 그림을 익혀 보세요. 그리고 잘 기억해 두세요.

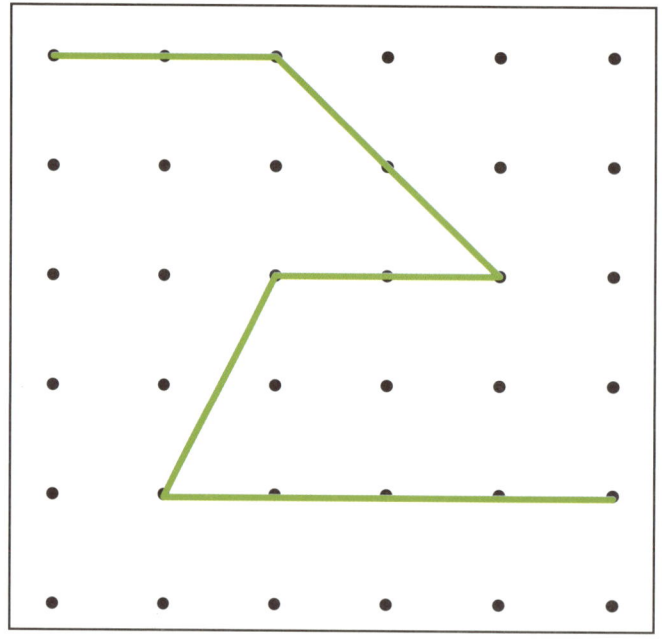

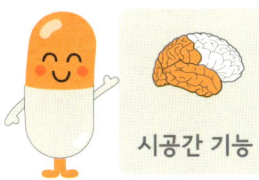

다음 그림이 완성될 수 있도록 ( ) 안에 알맞은 번호를 적어 보세요.

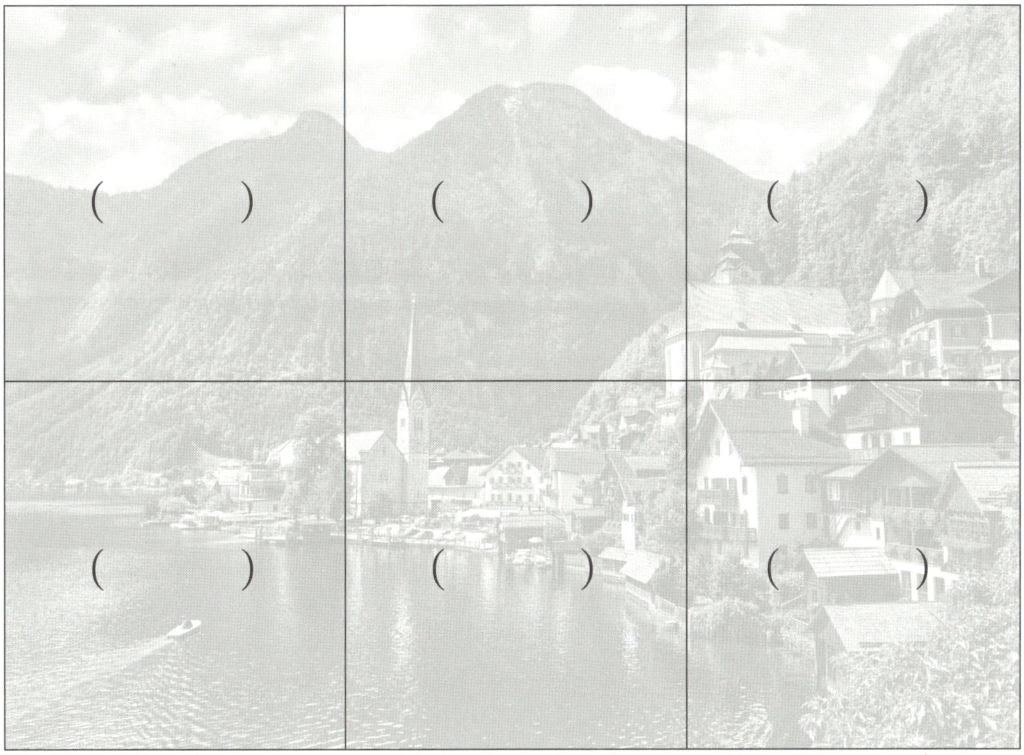

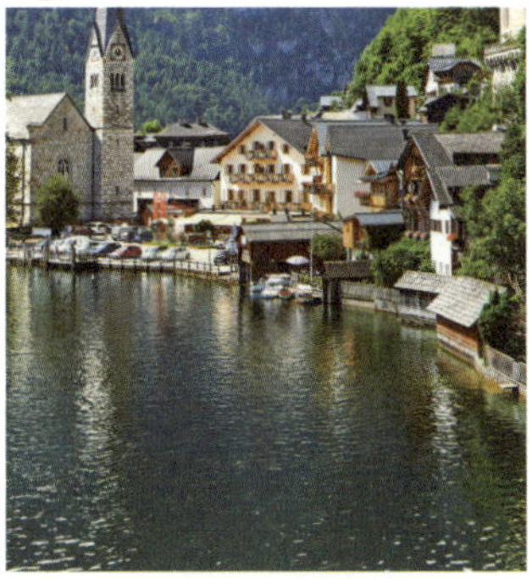

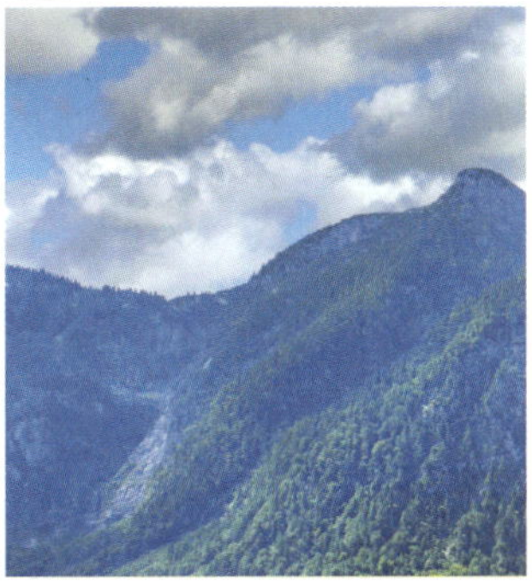

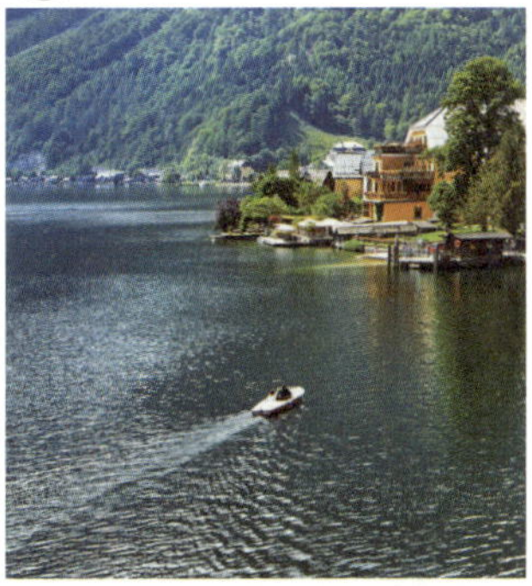

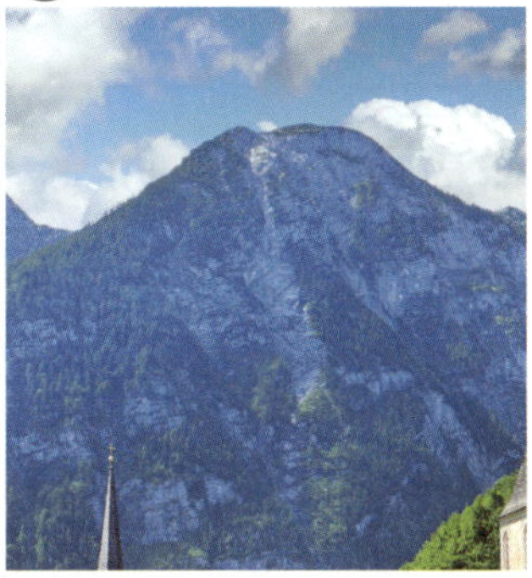

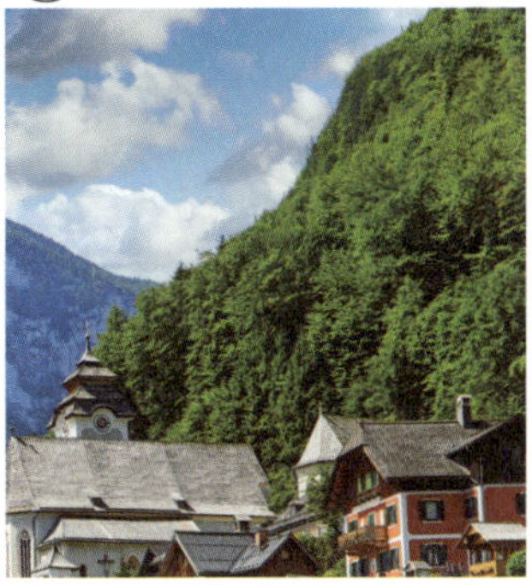

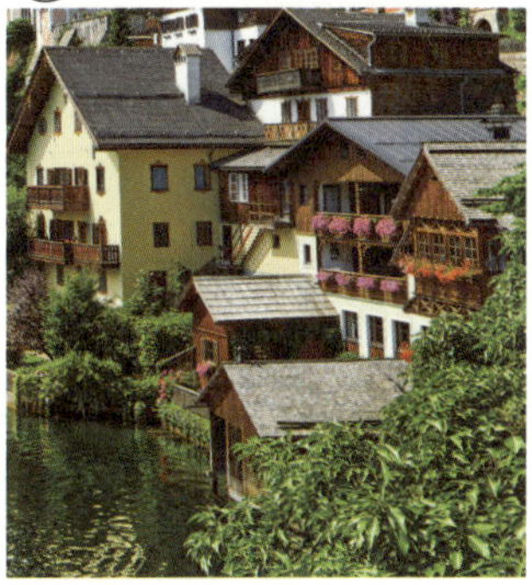

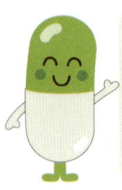 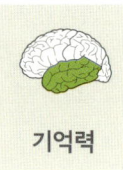

기억력

앞 장(62쪽)에서 따라 그렸던 그림을 떠올리며 그려 보세요.

15일

날짜: _____년 _____월 _____일 _____요일   날씨: _____
시작 시각: _____시 _____분   마친 시각: _____시 _____분

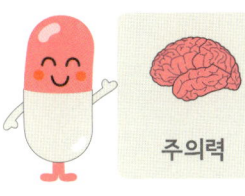

다음에서 보기의 과일만 찾아 ○ 표시해 보세요. 단, 보기를 손으로 가리고 외워서 찾아보세요.

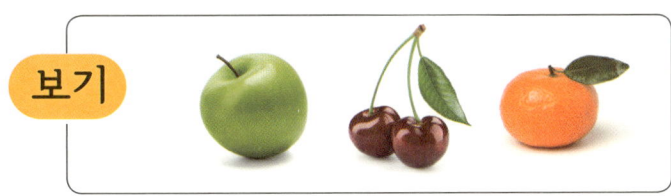

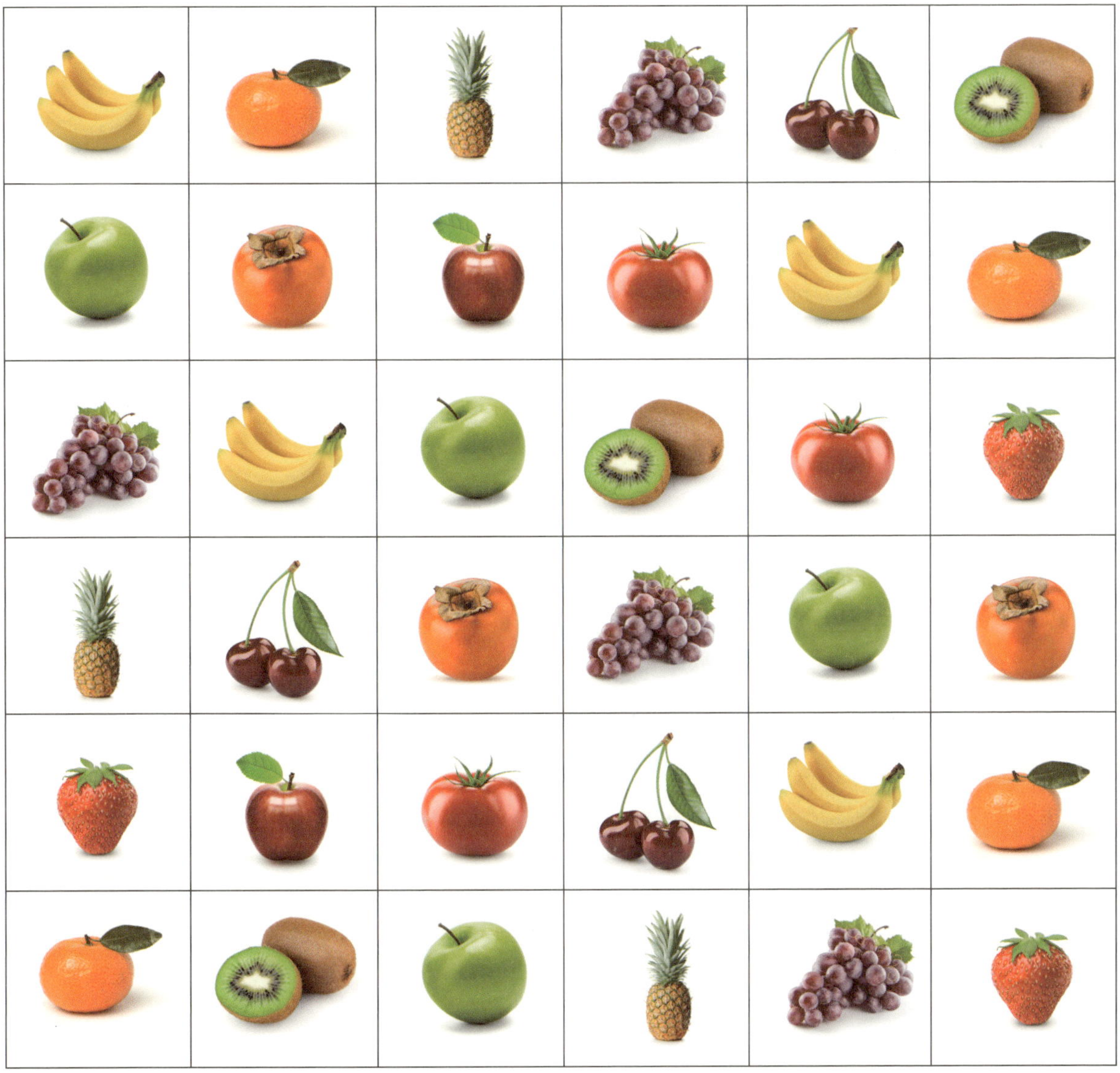

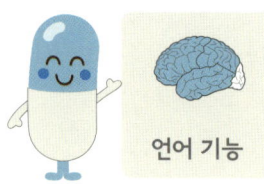

보기 를 참고하여 제시어 '만', 'ㅂ', '이'로 시작되는 단어(명사)를 10개만 적어 보세요(단, 사람이나 지역 이름은 적을 수 없어요).

> 보기 **사** | 사다리, 사용, 사나이, 사람, 사자

■ 만 |

■ ㅂ |

■ 이 |

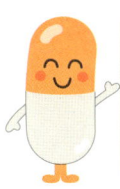 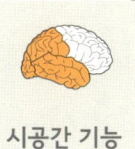 다음에서 그림의 일부분이 지워져 있습니다. 어떤 사물일지 추측하여 ( )에 이름을 적어 보세요.

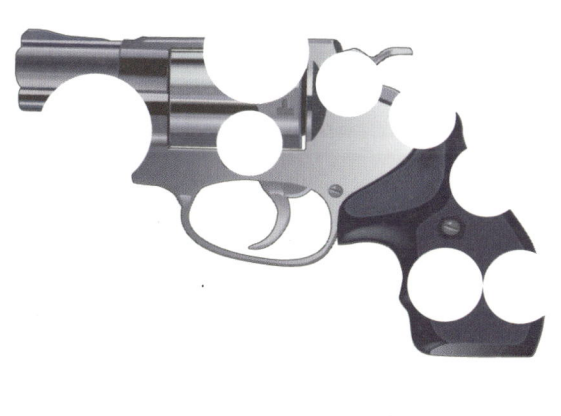

(   )

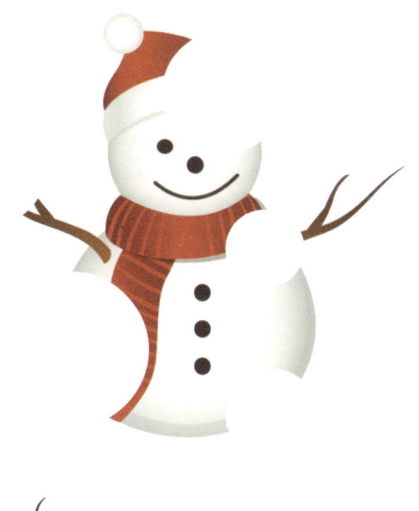

(   )

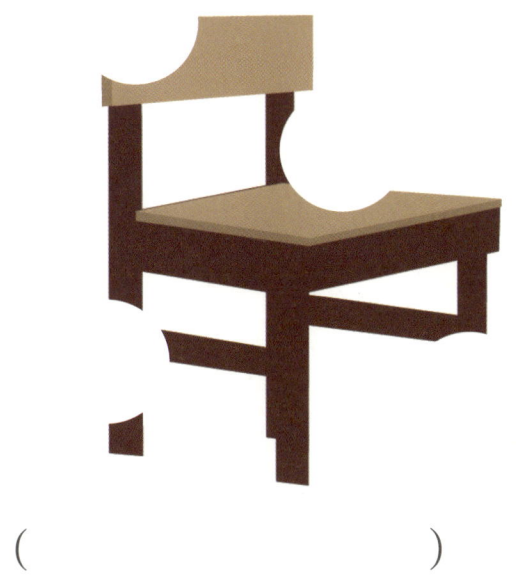

(   )

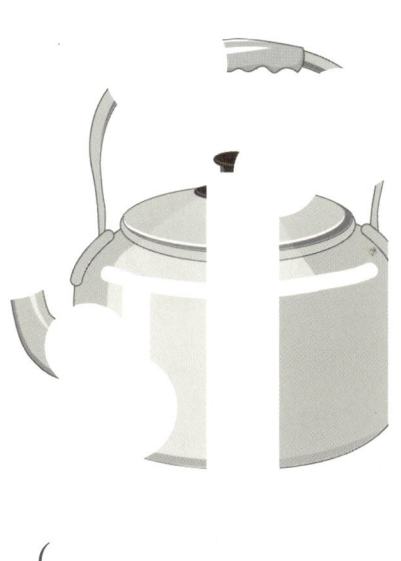

(   )

16일

날짜: _____년 _____월 _____일 _____요일   날씨: _____
시작 시각: _____시 _____분   마친 시각: _____시 _____분

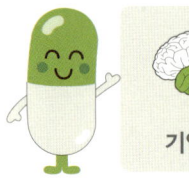 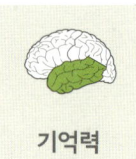
기억력

지금부터 욕실을 새롭게 꾸밀 예정입니다. 욕실에서 쓸 칫솔, 컵, 수건, 슬리퍼, 휴지통을 자신의 취향에 맞게 5가지 중에서 선택해 보세요. 그리고 자신이 고른 물건을 잘 기억해 두세요.

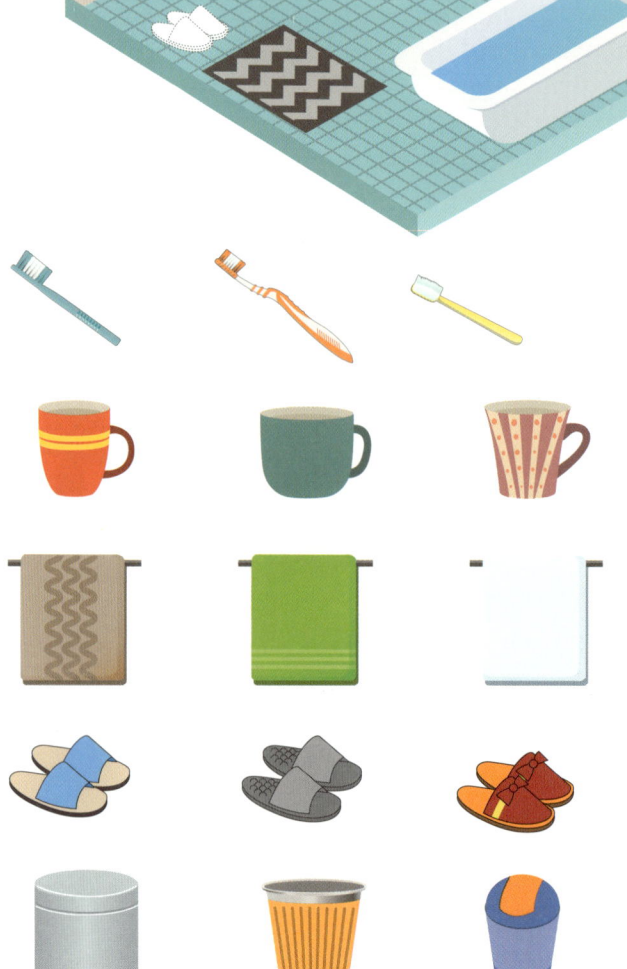

1.
2.
3.
4.
5.

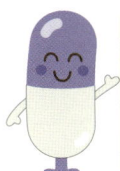 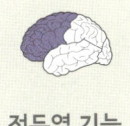

전두엽 기능

다음 그림을 보고 생각나는 속담을 적어 보세요.

1.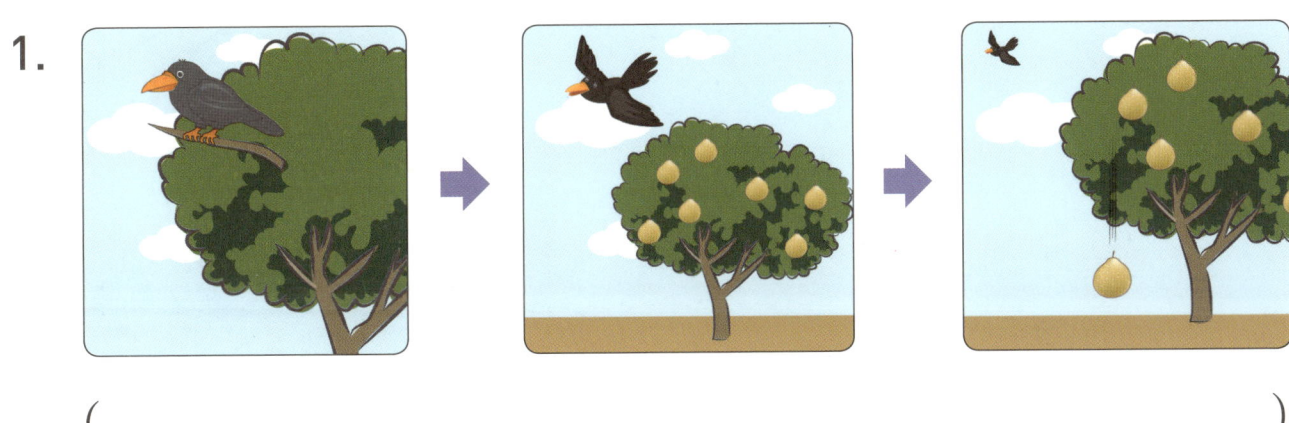
( )

2.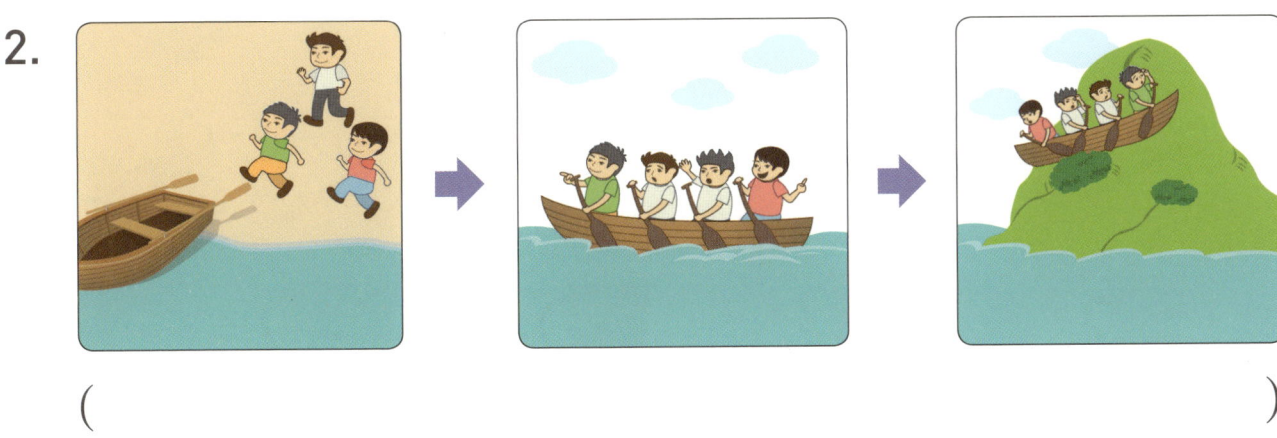
( )

3.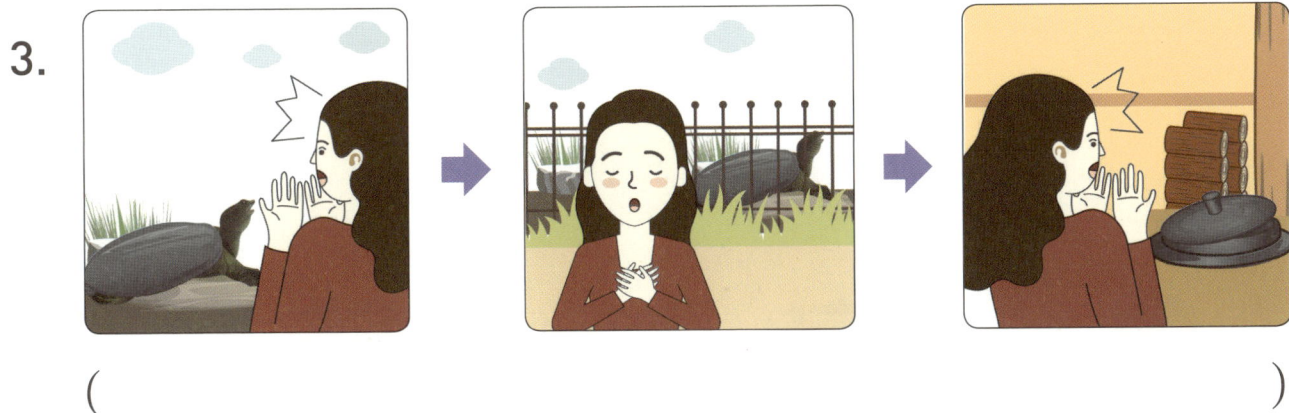
( )

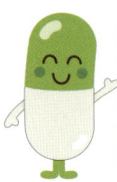 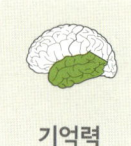
기억력

앞 장(68쪽)에서 욕실을 새롭게 꾸미면서 자신이 골랐던 슬리퍼, 칫솔, 휴지통, 컵, 수건을 찾아 다시 한 번 표시해 보세요.

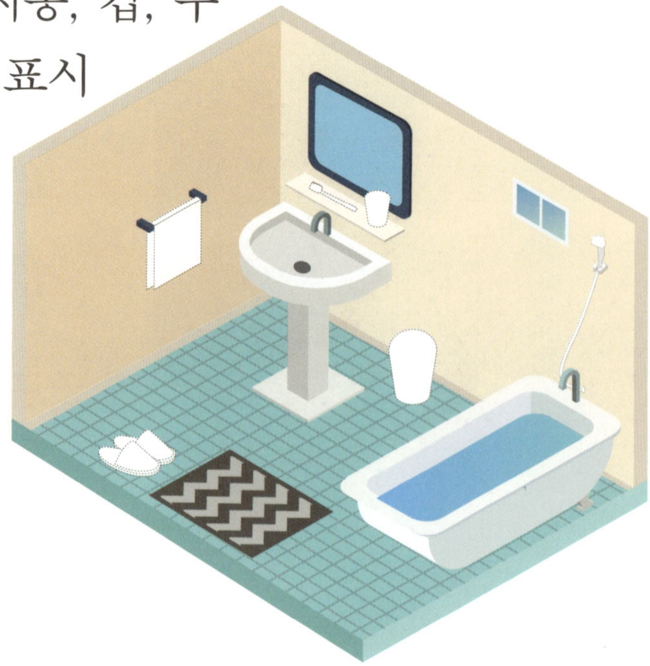

1.

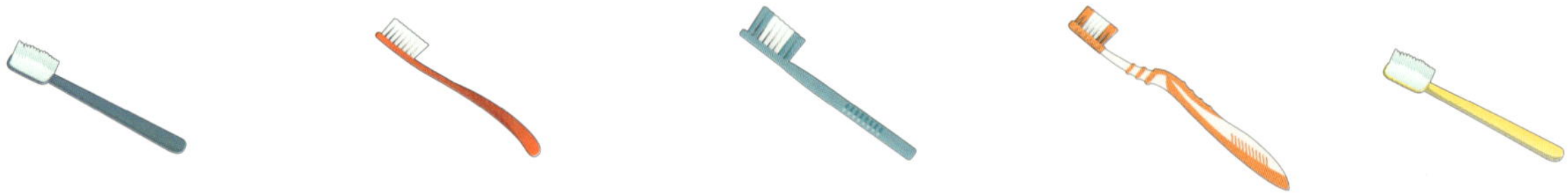

2.

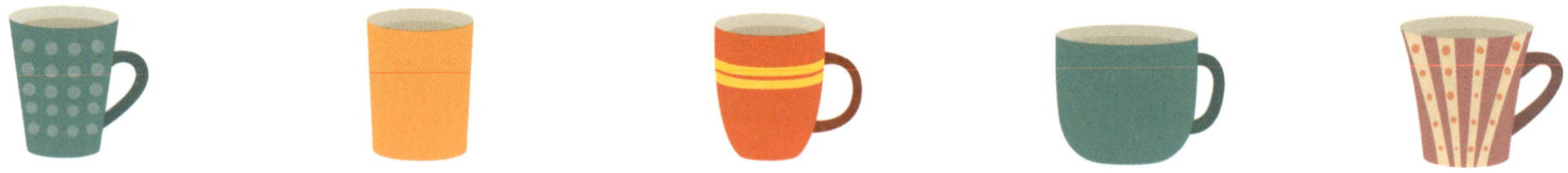

3.

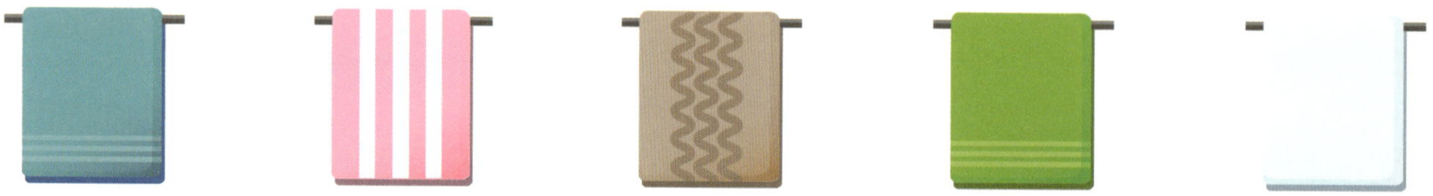

4.

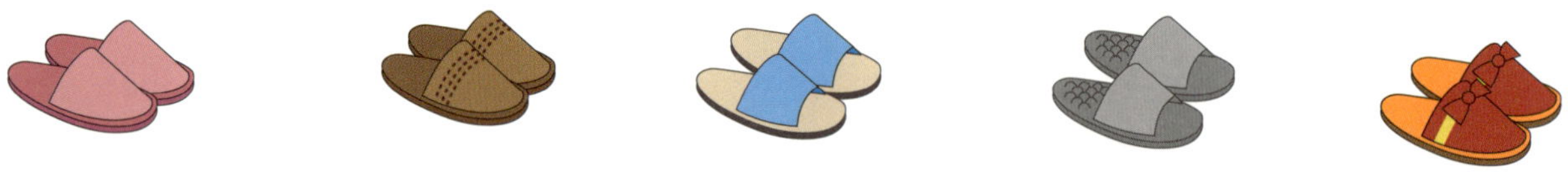

5.

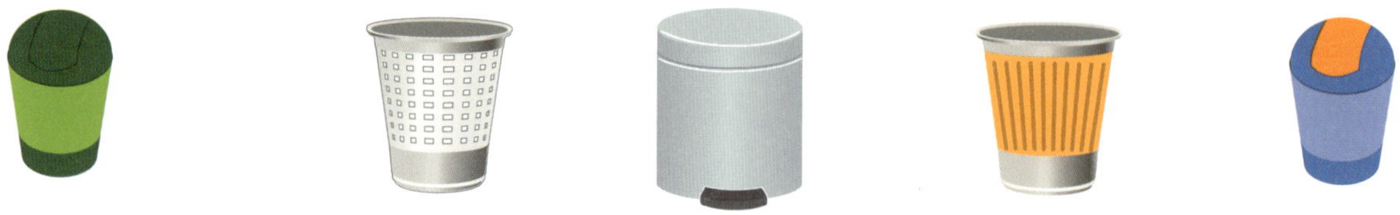

17일

날짜: _____년 ___월 ___일 ___요일   날씨: _____
시작 시각: ___시 ___분   마친 시각: ___시 ___분

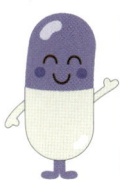 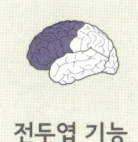 전두엽 기능

다음 빨간 바구니에는 먹을 수 있는 것을, 노란 바구니에는 먹을 수 없는 것의 번호를 적어 보세요.

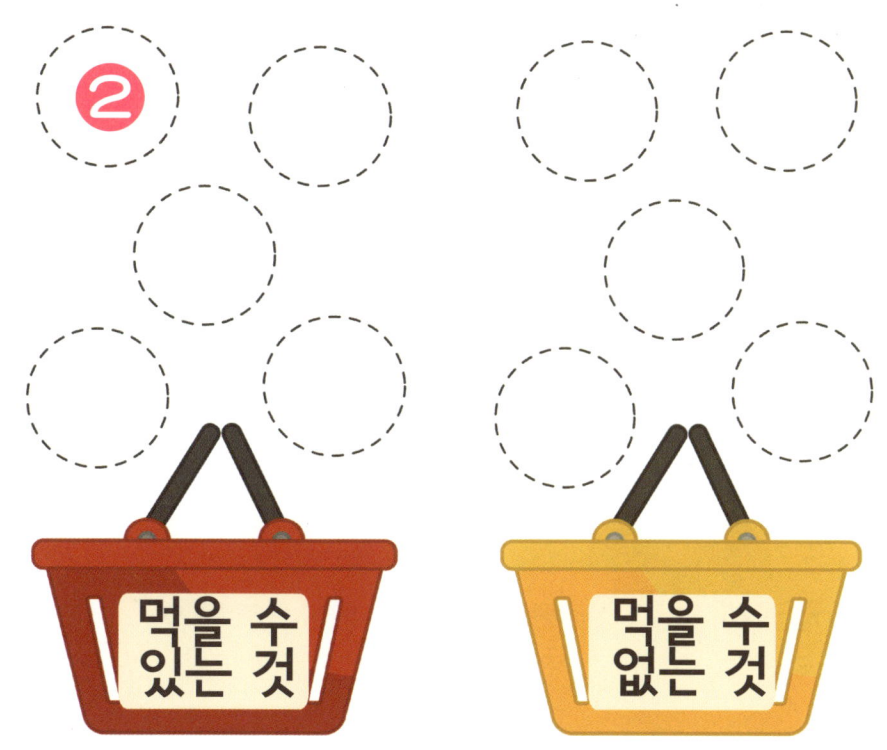

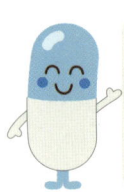 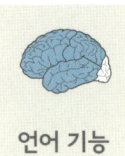 다음 제시한 4개의 단어들을 가장 잘 대표할 수 있는 단어를 보기 에서 찾아 ☐ 에 적어 보세요.

> **보기**
> 빵　　　병원　　　양념　　　바다
> 선물　　　강　　　신체　　　크리스마스

1. 의사, 응급실, 간호사, 주사　→　☐

2. 산타할아버지, 선물, 캐럴, 트리　→　☐

3. 머리, 손, 배, 발　→　☐

4. 밀가루, 버터, 소금, 이스트　→　☐

5. 해수욕장, 모래, 물고기, 조개　→　☐

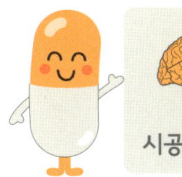

다음 숫자판의 숫자를 오른쪽 숫자판처럼 순서대로 맞추려고 합니다. 왼쪽 숫자판에서 어떤 숫자를 어떤 방향으로 옮겨야 하는지 아래 (   )에 답을 적어 보세요.

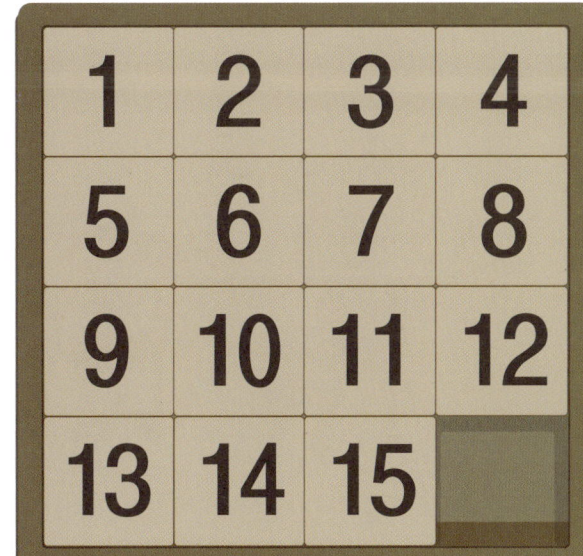

🟧 숫자판 완성 방법

(13)번을 아래로 한 칸, (   )번을 오른쪽으로 한 칸, (   )번을 위로 한 칸, (13), (   ), (   )번을 왼쪽으로 한 칸씩 옮긴다.

18일

날짜: _____년 ____월 ____일 ____요일　날씨: _____
시작 시각: ____시 ____분　　마친 시각: ____시 ____분

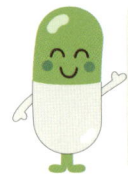 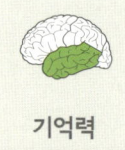

다음은 지진이 일어났을 때 발생할 수 있는 상황별 행동 요령입니다. 잘 보고 기억해 두세요.

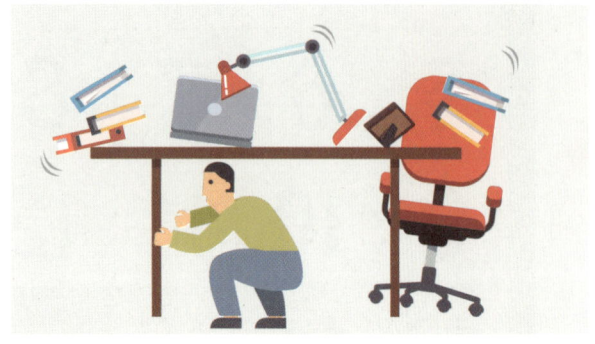

지진으로 흔들리는 동안은 탁자 아래로 들어가 몸을 보호하고, 탁자 다리를 꼭 잡습니다.

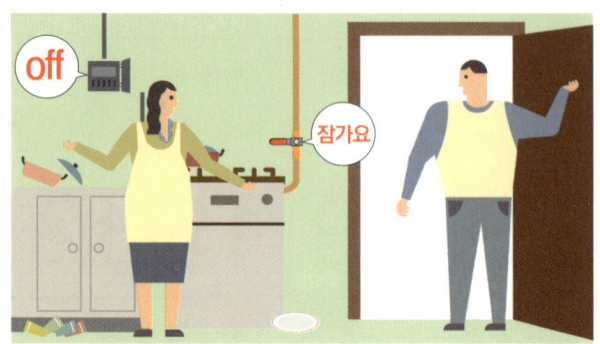

흔들림이 멈추면 전기와 가스를 차단하고, 문을 열어 출구를 확보합니다.

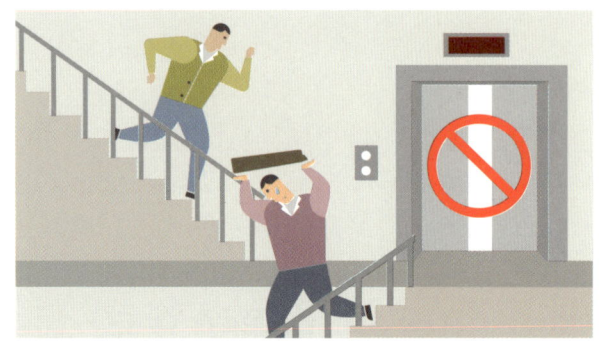

건물 밖으로 나갈 때는 계단을 이용하여 신속하게 이동합니다.(엘리베이터 사용 금지)

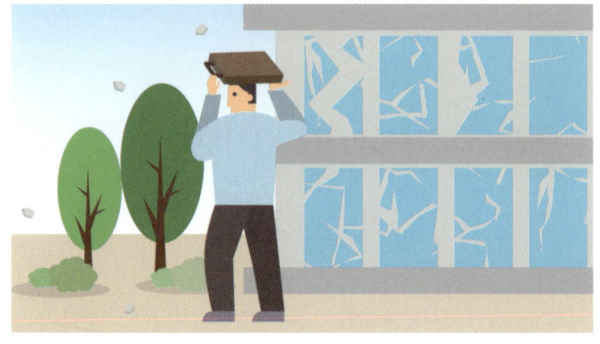

건물 밖에서는 가방이나 손으로 머리를 보호하며, 건물과 거리를 두고 주위를 살피며 대피합니다.

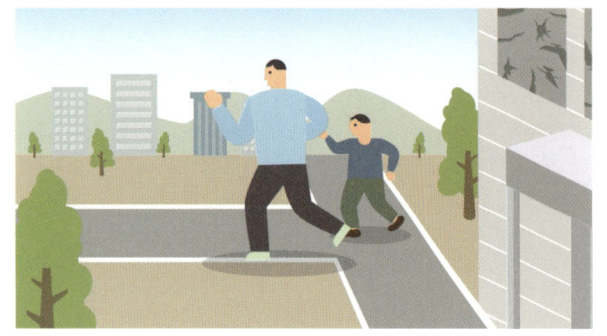

떨어지는 물건에 유의하며 신속하게 운동장이나 공원 등 넓은 공간으로 대피합니다.(차량 이용 금지)

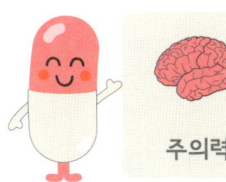

주의력

유진이는 할머니로부터 동물 그림이 그려진 원피스를 선물 받고 기뻐하고 있습니다. 유진이의 원피스에 없는 동물은 무엇일까요? (　　)

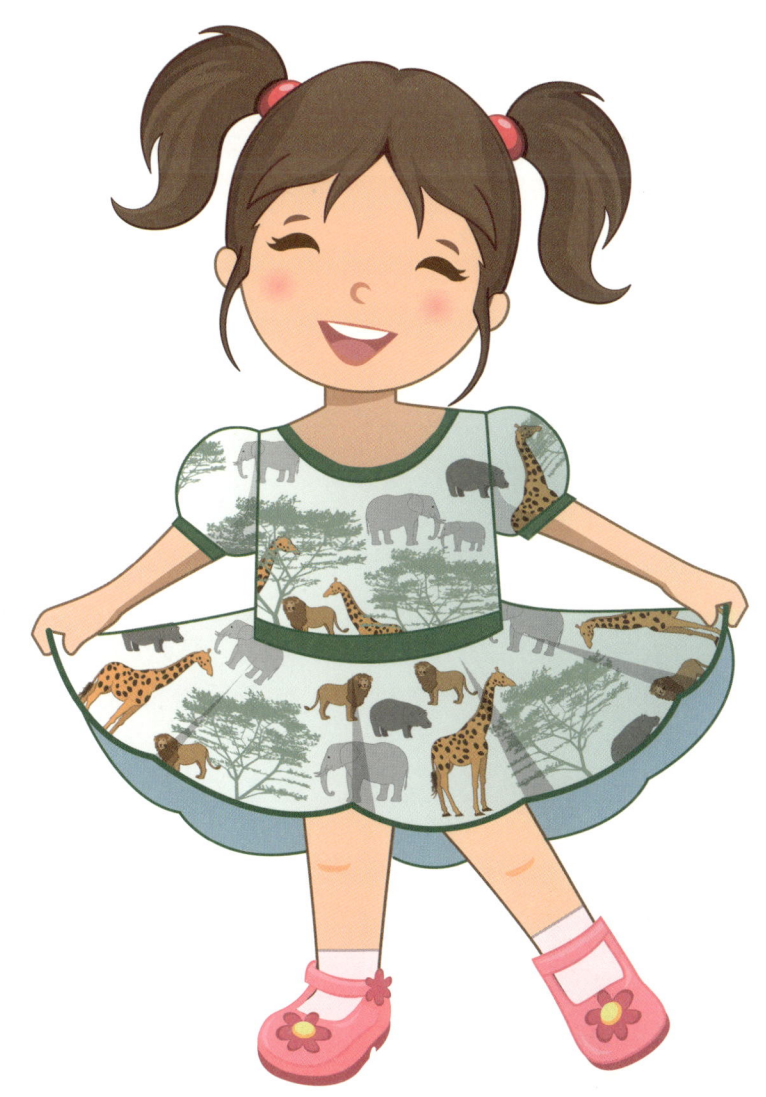

① 사자　　② 원숭이　　③ 하마　　④ 기린

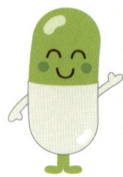 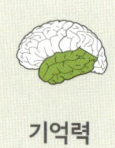

앞 장(74쪽)에서 읽었던 지진이 일어났을 때 발생할 수 있는 상황별 행동 요령을 잘 떠올리며 그림과 설명을 알맞게 연결해 보세요.

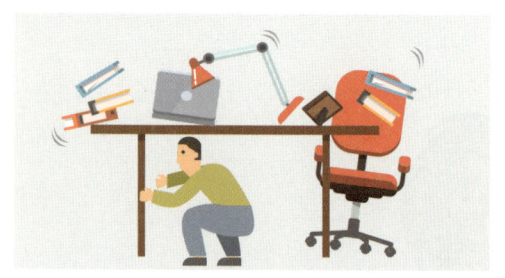

지진으로 흔들리는 동안은 탁자 아래로 들어가 몸을 보호하고, 탁자 다리를 꼭 잡습니다.

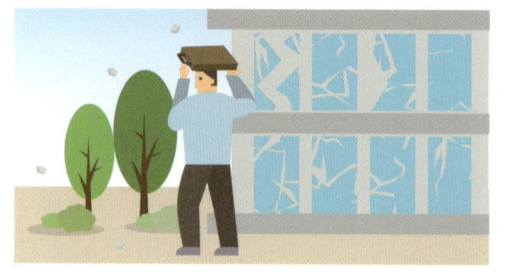

흔들림이 멈추면 전기와 가스를 차단하고, 문을 열어 출구를 확보합니다.

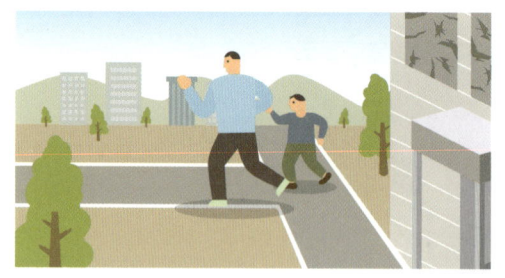

건물 밖으로 나갈 때에는 계단을 이용하여 신속하게 이동합니다.(엘리베이터 사용 금지)

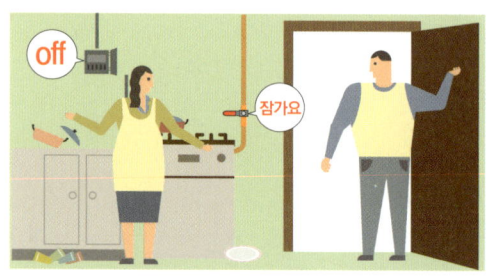

건물 밖에서는 가방이나 손으로 머리를 보호하며, 건물과 거리를 두고 주위를 살피며 대피합니다.

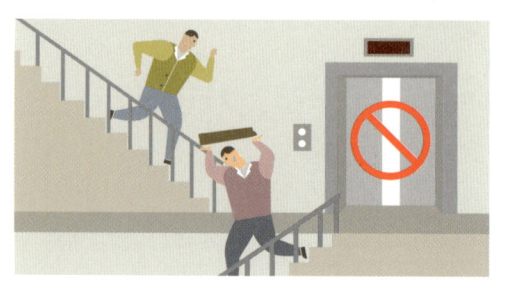

떨어지는 물건에 유의하며 신속하게 운동장이나 공원 등 넓은 공간으로 대피합니다.(차량 이용 금지)

19일

날짜: _____년 ___월 ___일 ___요일 날씨: _____
시작 시각: ___시 ___분   마친 시각: ___시 ___분

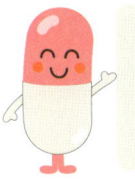 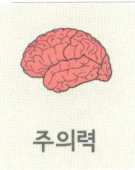
주의력

다음에서 사과 아래에는 '배'를, 배 아래에는 '사과'라고 적어 보세요.

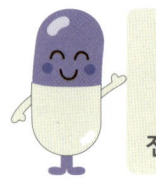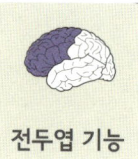 다음 글을 읽고 글쓴이가 돌려받을 거스름돈의 액수는 얼마인가요? (   )

아내가 반찬거리를 사 오라며 나에게 5만 원을 주었다. 사야 할 품목은 다음과 같다.

**간고등어 2마리, 파 1단, 양배추 1통,
시금치 1단, 참치 통조림 2개, 간장 1통**

마트에 갔더니 간고등어 1마리가 6천 원이었고, 시금치는 1단에 3천 원, 양배추는 1통에 3천 원, 파는 1단에 4천 원이었으며, 참치 통조림은 1통에 2천 원, 간장은 1통에 6천 원이었다. 나오는 길에 딸기가 맛있어 보여서 1만4천 원짜리 1팩을 샀다.

① 3천 원   ② 4천 원
③ 5천 원   ④ 6천 원

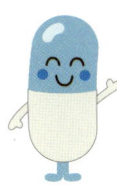 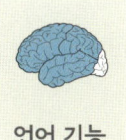

다음 단어들 중 범주가 다른 단어 하나를 찾아 ◯ 표시해 보세요. 그리고 나머지 단어들은 어떤 범주에 속하는지 적어 보세요.

야구, 축구, 수구, 수영, 핸드볼, 농구, 탁구
범주 :

국자, 도마, 뒤집게, 식칼, 망치, 병따개, 깔대기
범주 :

가야금, 거문고, 기타, 아쟁, 장구, 하프, 해금
범주 :

개나리, 진달래, 철쭉, 산유화, 목련, 유채, 국화
범주 :

20일

날짜: _____년 ___월 ___일 ___요일   날씨: _____
시작 시각: ___시 ___분   마친 시각: ___시 ___분

다음 단어들을 순서대로 기억해야 합니다. 단어를 연속적으로 기억하려 노력해 보세요. 이야기를 만들어도 좋고, 리듬감 있게 반복해서 읽어 보면서 외워도 좋습니다.

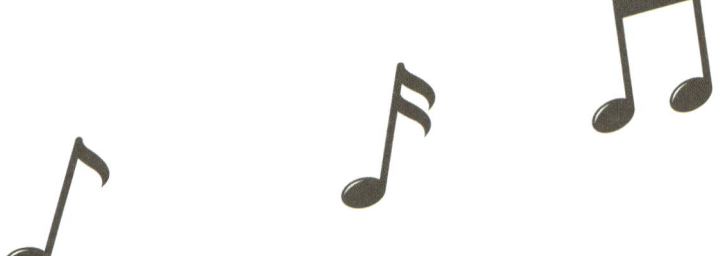

시계 페인트 식초 항아리 송어

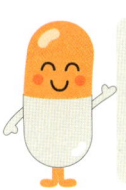 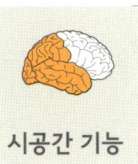

시공간 기능

다음에서 반쪽의 그림을 보고 다른 반쪽을 찾아 선으로 연결해 보세요.

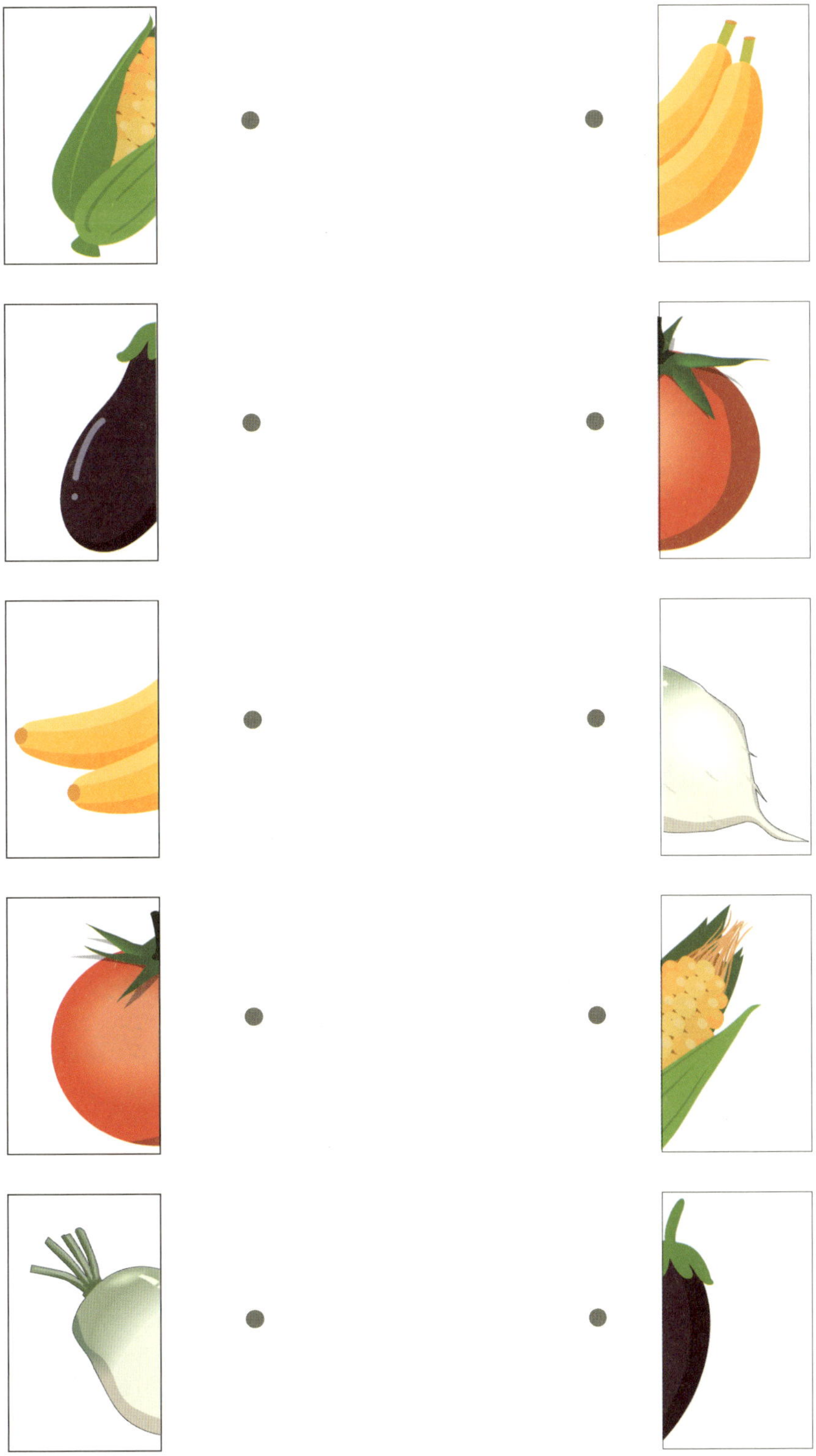

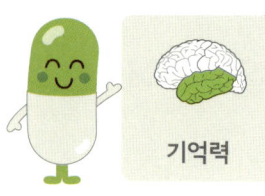 앞 장(80쪽)에서 기억한 단어 목록을 떠올려 보세요. 아래 단어들 중 앞 장에서 본 단어들을 찾아 ○ 표시해 보세요.

사다리　망치　페인트　시금치　모래　무지개　셔츠

송아지　구두　시계　무도회　항아리　물감　바지

식초　목걸이　어항　지우개　마우스　샐러드　송어

■ 5개의 단어를 모두 찾았다면 앞에서 나온 순서대로 빈칸에 적어 보세요.

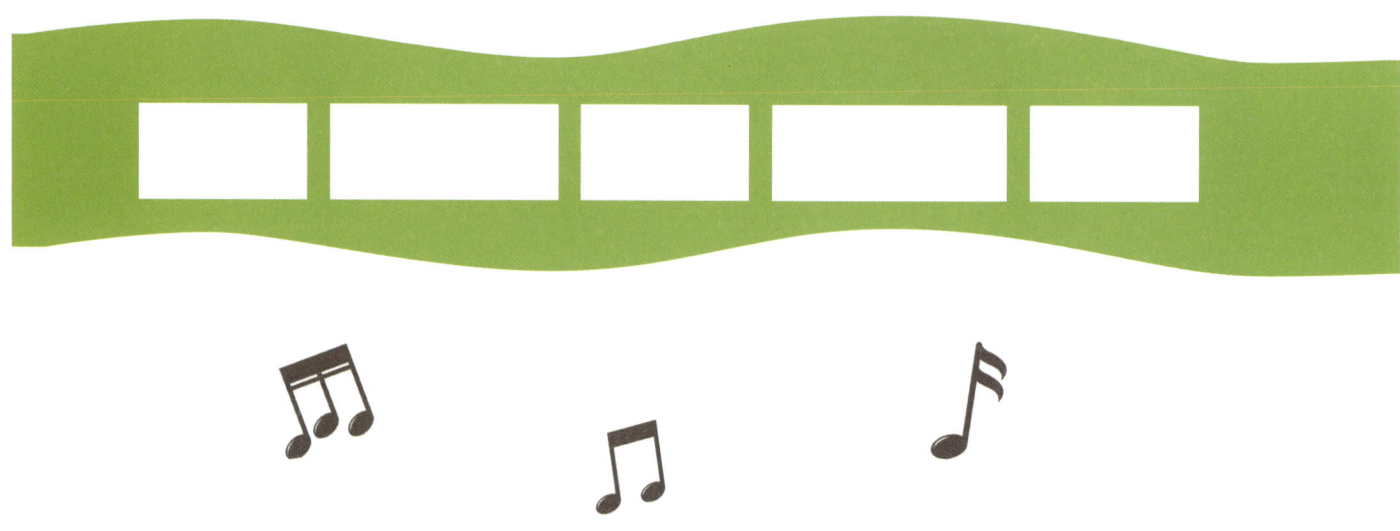

21일

날짜: _____ 년 _____ 월 _____ 일 _____ 요일   날씨: _____
시작 시각: _____ 시 _____ 분   마친 시각: _____ 시 _____ 분

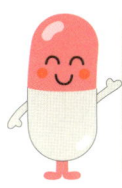 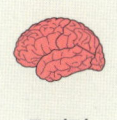 칠판에 적힌 글자들을 활용하여 만들 수 있는 단어를 모두 찾아 ○ 표시해 보세요.

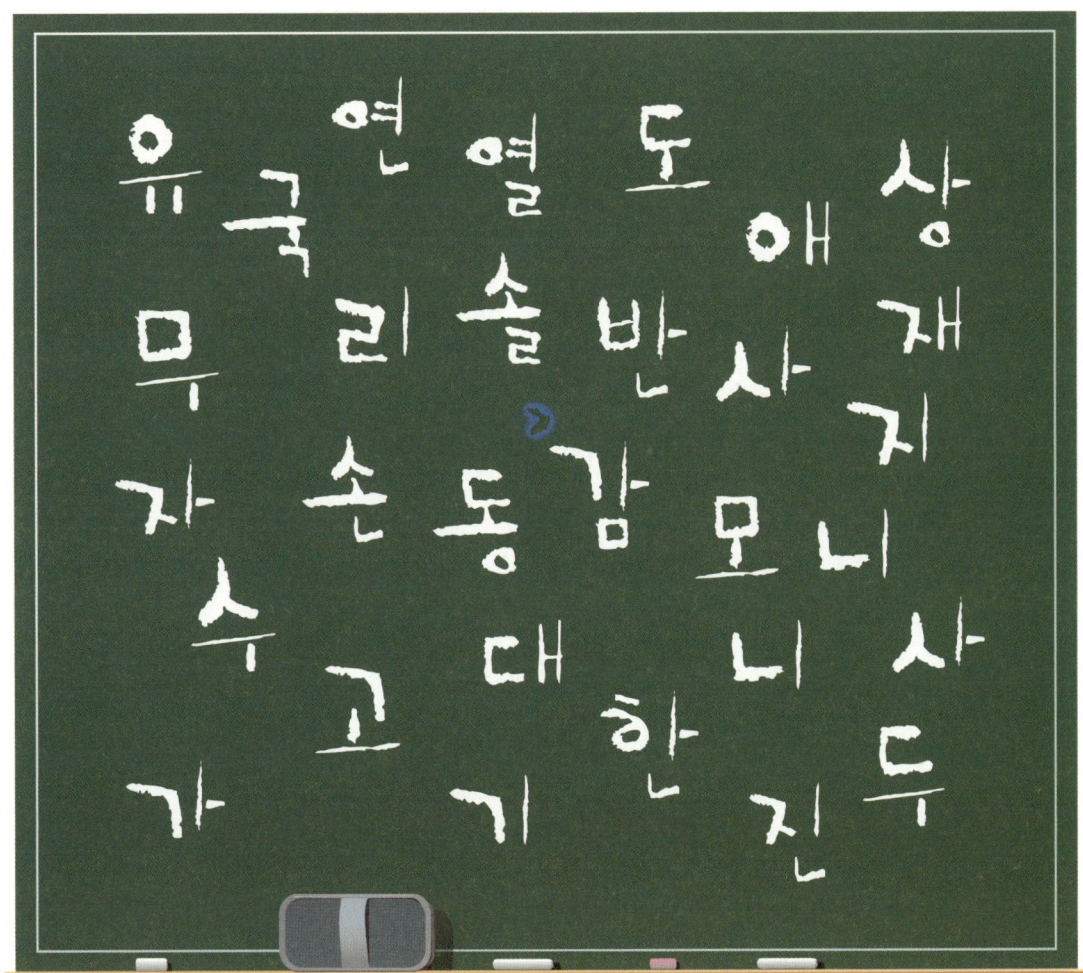

① 반지　　　　② 손님　　　　③ 고사리

④ 대나무　　　⑤ 상자　　　　⑥ 한국

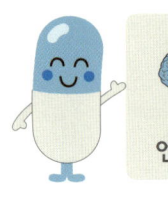
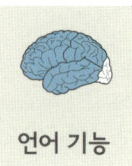

다음 (   )에 들어갈 표현으로 가장 적절하지 않은 것을 골라 ◯ 표시해 보세요.

1. 서로에 대한 (   )이(가) 있으면 더 좋은 관계로 발전할 수 있다.
   ① 사랑   ② 믿음   ③ 미움   ④ 배려   ⑤ 이해

2. 만나지 못한다 하더라도 (   )이(가) 아닌 것은 아니다.
   ① 가족   ② 친구   ③ 인연   ④ 슬픔   ⑤ 연인

3. (   ) 때가 지나가고 나면 반드시 좋은 때가 올 것이다.
   ① 빠른   ② 추운   ③ 힘겨운   ④ 어두운   ⑤ 고단한

4. 나는 최선을 다했으므로 (   ) 않는다.
   ① 후회하지   ② 계속하지   ③ 원망하지   ④ 포기하지

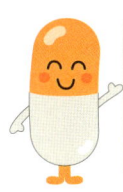 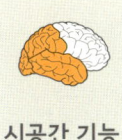 다음의 설명을 읽고 아래 빈칸에 그림을 자유롭게 그려보세요.

"시골집 마당에 네모난 평상이 놓여 있습니다.
빨갛게 말린 고추가 평상 위에 널려 있네요.
마당 한쪽에는 두레박이 걸린 우물이 있어요.
남자아이 둘이 하늘에 연을 띄우고 있고,
옆에서 강아지가 신나게 뛰어놀고 있네요."

22일

날짜: _____ 년 ___ 월 ___ 일 ___ 요일 날씨: _____
시작 시각: ___ 시 ___ 분   마친 시각: ___ 시 ___ 분

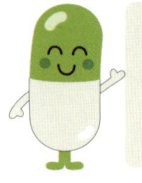 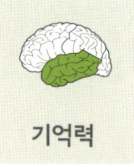
기억력

다음은 김민자 씨의 8월 일정입니다. 아래 달력에 적어가면서 잘 기억해 두세요.

① 8월 11일~15일 부부 동반 홍콩 여행
② 8월 3일 나눔의 집 배식 자원봉사
③ 8월 20일 등산 동호회 설악산 등반
④ 8월 8일 막내 동생 생일 한정식집 저녁 6시

8 AUGUST

일	월	화	수	목	금	토
	1	2	3	4	5	6
7	8	9	10	11	12	13
14	15	16	17	18	19	20
21	22	23	24	25	26	27
28	29	30	31			

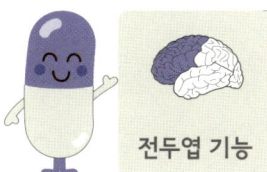

다음에서 ❓에 들어갈 것을 골라 ◯ 표시해 보세요.

1.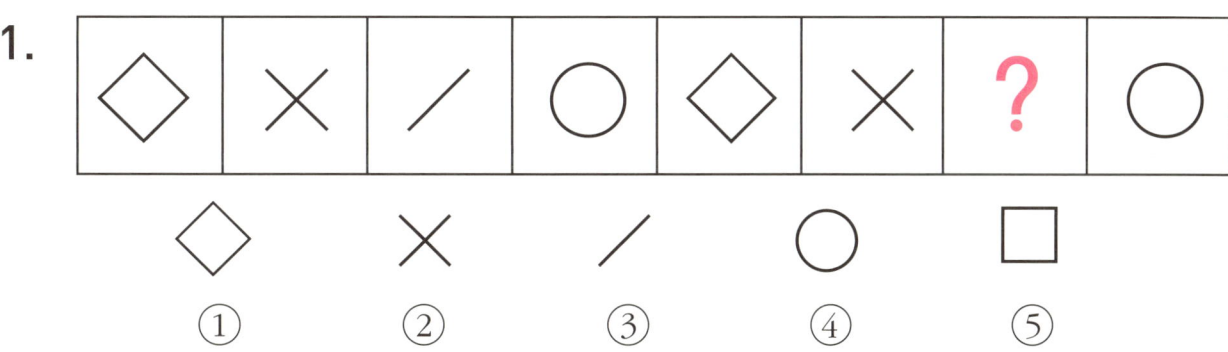

2.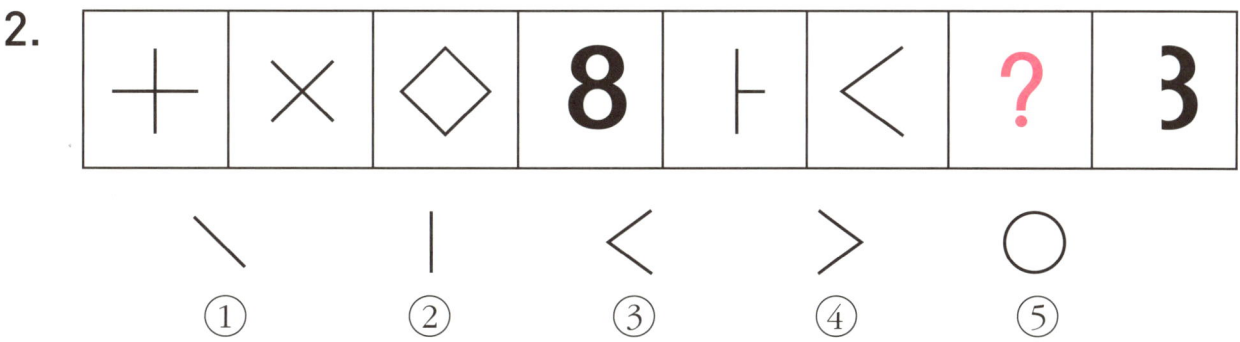

3.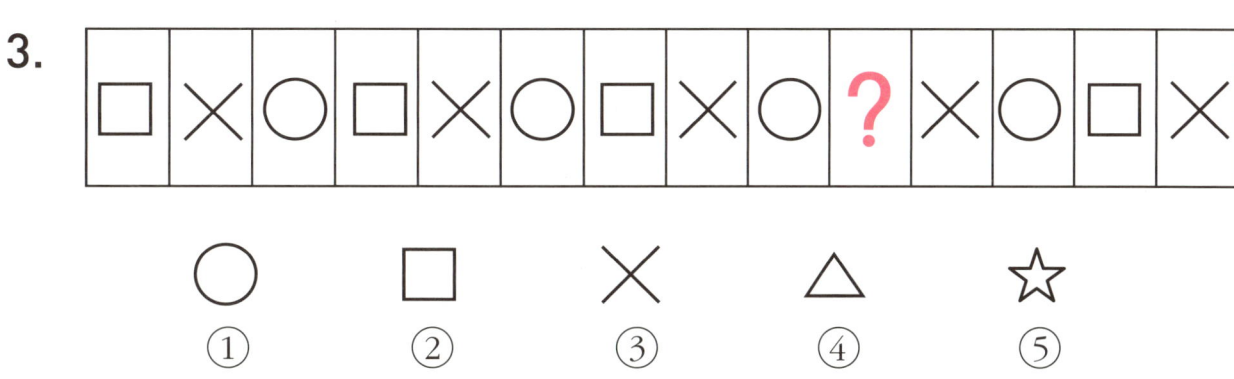

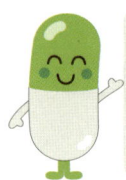 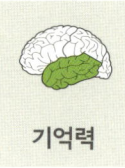
기억력

앞 장(86쪽)에서 기억한 김민자 씨의 8월 일정을 다시 한 번 확인해 보겠습니다. 기억을 떠올리며 달력에 적어 보세요. 그리고 문제를 풀어보세요.

8 AUGUST

일	월	화	수	목	금	토
	1	2	3	4	5	6
7	8	9	10	11	12	13
14	15	16	17	18	19	20
21	22	23	24	25	26	27
28	29	30	31			

1. 부부 동반 여행지는 어디인가요?　　　　　　　　(　　　　　)

2. 나눔의 집에서는 어떤 봉사를 할 예정인가요?　　　(　　　　　)

3. 어느 산으로 등산갈 계획인가요?　　　　　　　　(　　　　　)

4. 막내 동생의 생일 모임 시간은 몇 시인가요?　　　(　　　　　)

23일

날짜: _____년 _____월 _____일 _____요일   날씨: _____
시작 시각: _____시 _____분   마친 시각: _____시 _____분

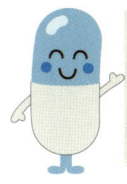 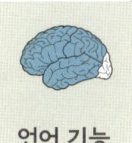 다음 문장에서 틀린 글자를 찾아 고치고 문장을 바르게 다시 한 번 적어 보세요.

1. 금새 날이 더워졌습니다.

2. 몇일 동안 몸살로 인해 회사에 출근하지 못하였습니다.

3. 동주는 새로운 유치원에서 많은 친구들을 사겼습니다.

4. 나한테 그 이야기를 구지 하지 않아도 되었습니다.

5. 과장님 들어가 보겠습니다. 내일 뵈요.

6. 김씨는 아버지로부터 재산을 되물려 받았습니다

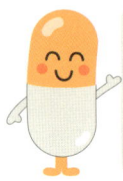 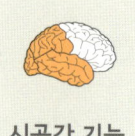
시공간 기능

다음 그림에서 꼭꼭 잘 숨겨진 보기 의 물건을 찾아 ○ 표시해 보세요.

보기

| 우산 | 열쇠 | 숟가락 | 컵케이크 | 모자 | 장미꽃 |

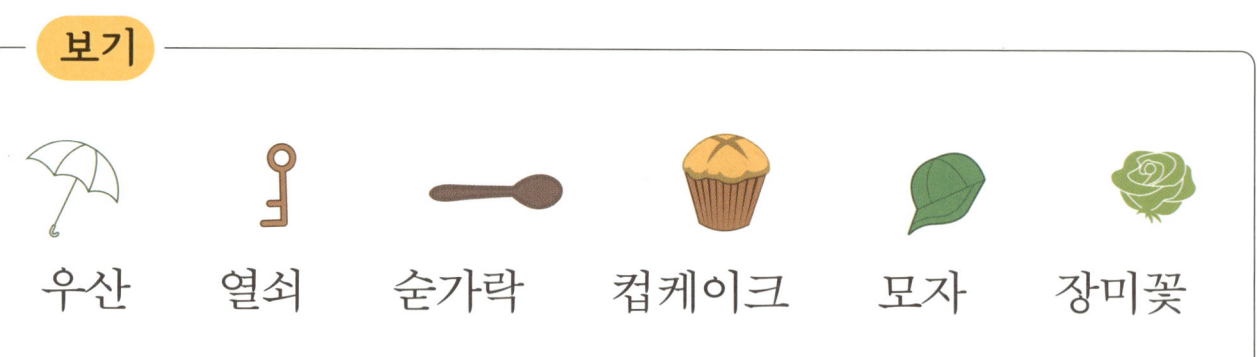

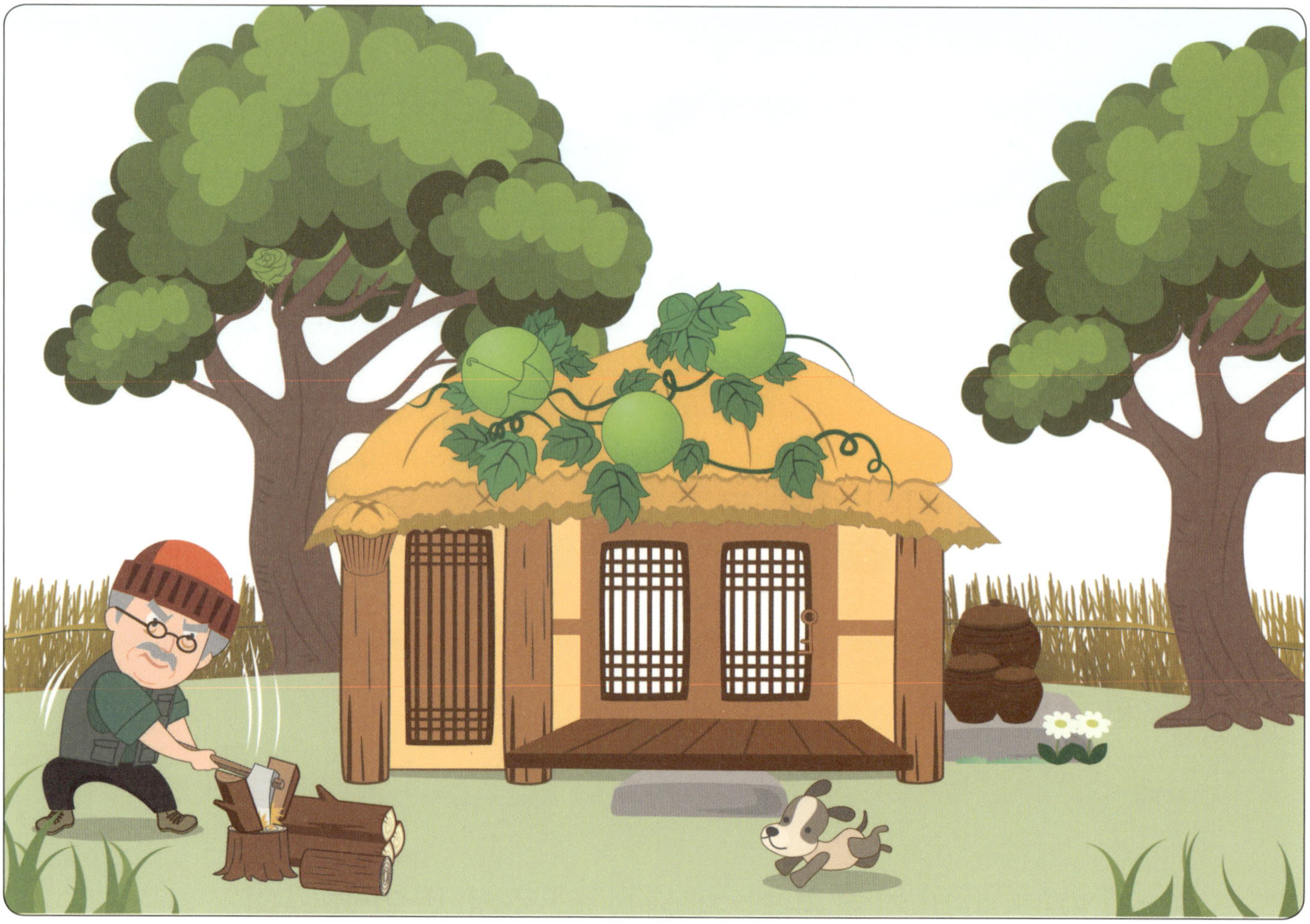

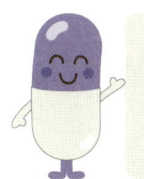 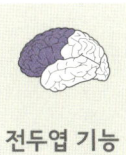
전두엽 기능

다음 글을 읽고 박진리 할머니가 키즈카페에서 쓴 금액이 모두 얼마인지 계산하여 (　　)에 적어 보세요.

박진리 할머니는 4살 손녀와 10개월 된 손자와 함께 '키즈카페'에 왔습니다. 입장권을 산 다음 카페 안에 들어와 한참 놀아주니 손녀가 배가 고프다고 하였습니다. 그래서 불고기 볶음밥과 감자튀김, 그리고 과일 주스를 주문했습니다.

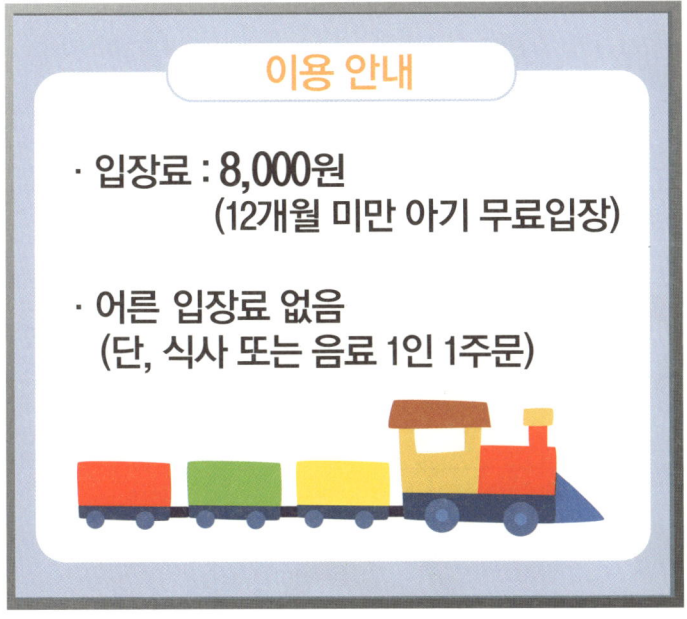

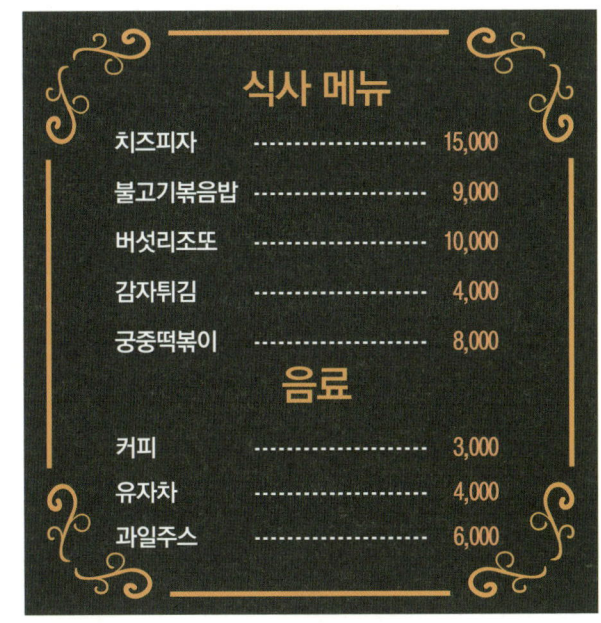

(　　　　) 원

24일

날짜: _____년 ___월 ___일 ___요일   날씨: _____
시작 시각: ___시 ___분   마친 시각: ___시 ___분

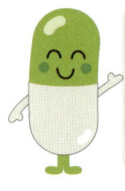 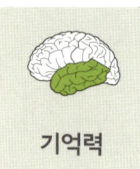
기억력

다음 그림들을 잘 기억해 두세요.

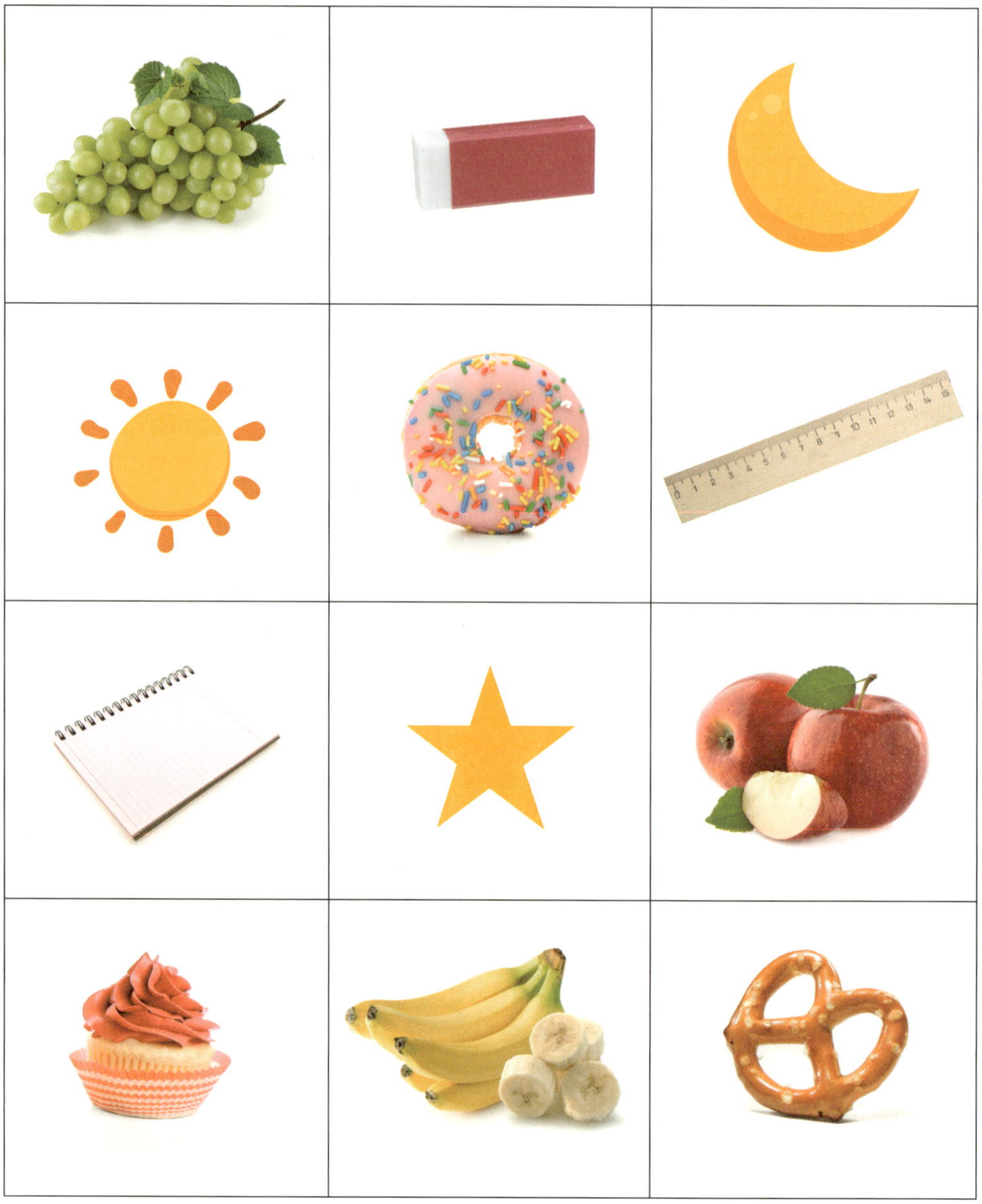

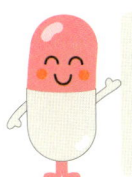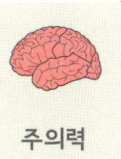

다음에서 😊 모양만 찾아 선으로 이어 보면 어떤 글자가 나타납니다. 무엇일까요? (   )

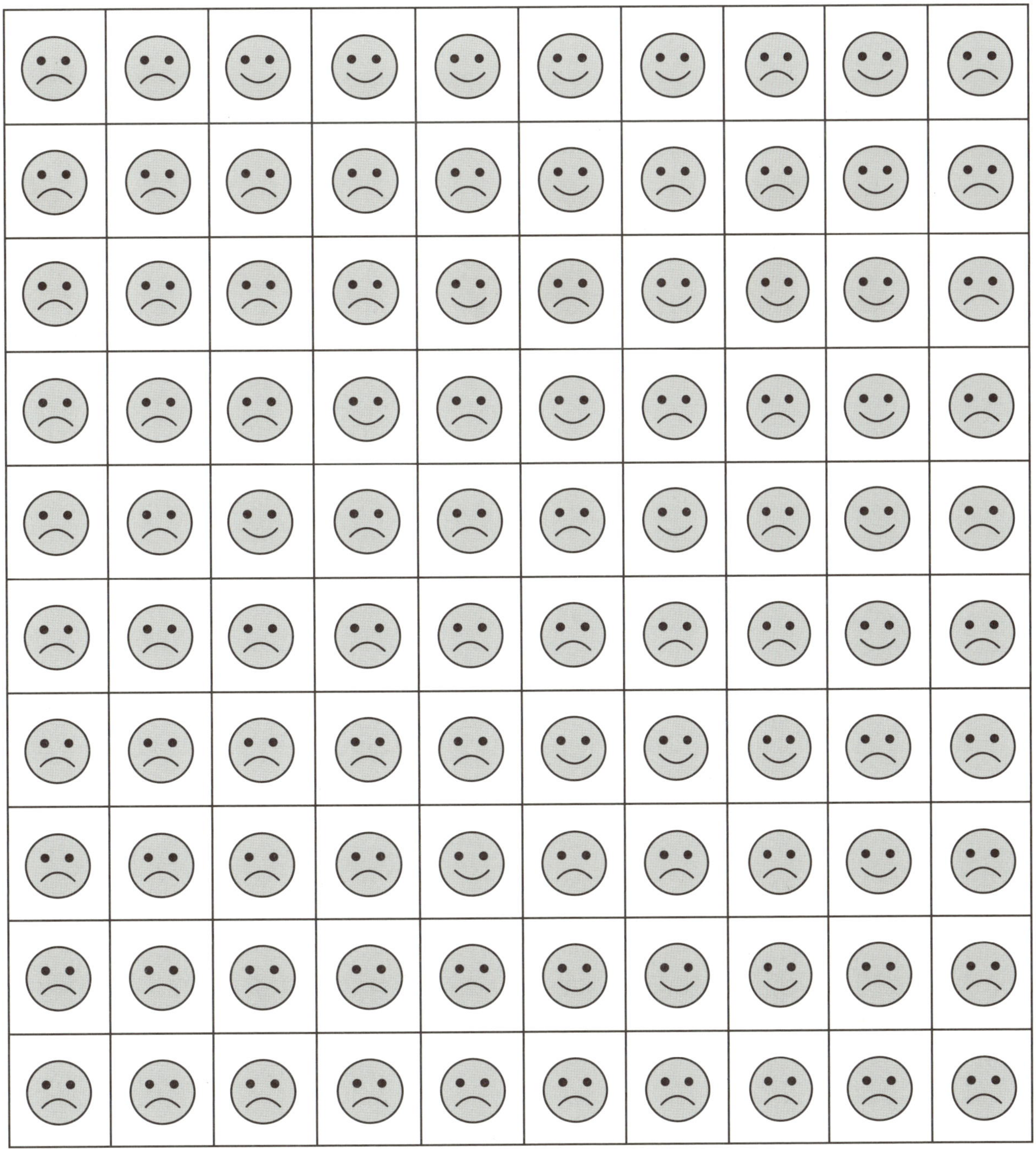

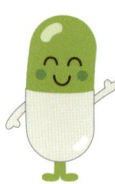 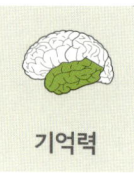 앞 장(92쪽)에서 기억한 그림들을 떠올리며 문제를 풀어 보세요.

1. 앞 장(92쪽)에 있었던 그림이면 ○, 아니면 ✕를 그려 보세요.

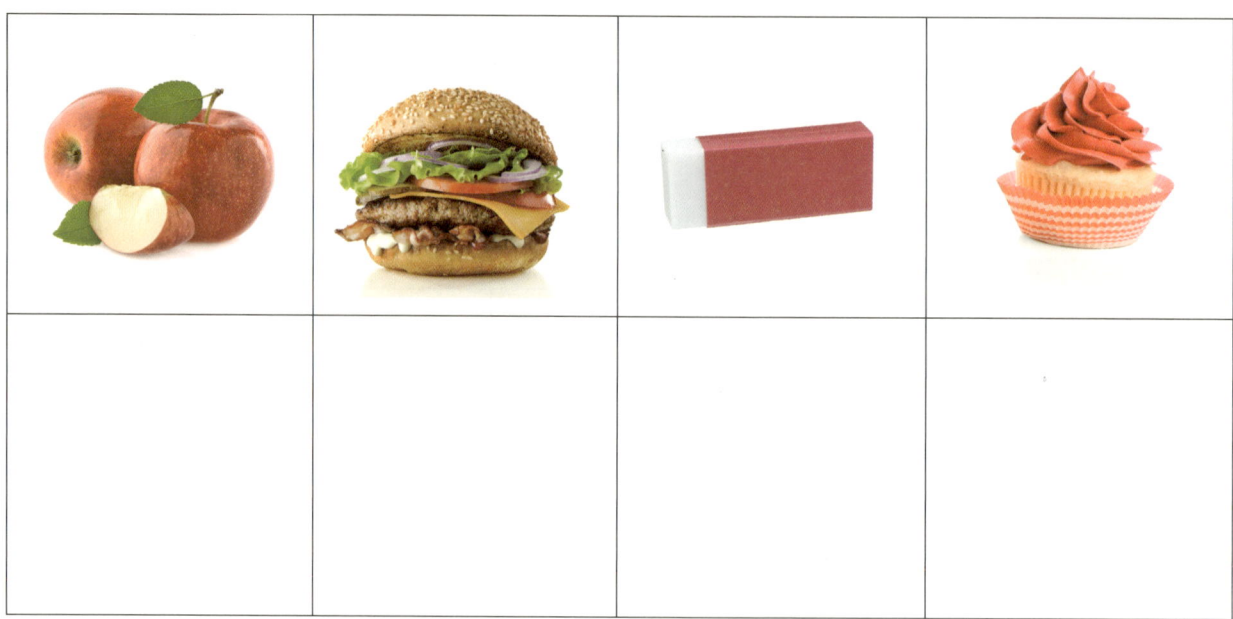

2. 그림에서 '하늘에 떠 있는 것'으로는 무엇이 있었나요?

(   )

3. 그림에서 '학용품'은 어떤 것이 있었나요?

(   )

25일

날짜: ____년 ____월 ____일 ____요일   날씨: ____
시작 시각: ____시 ____분   마친 시각: ____시 ____분

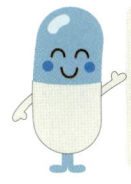 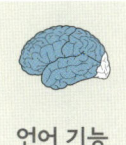

다음 ( )를 채워 속담을 완성해 보세요.

1. (　　　)잎이 (　　　)잎더러 바스락거린다 한다.

2. (　　) 놓고 (　　) 자도 모른다.

3. (　　) (　　) 보듯, (　　) (　　) 보듯

4. (　　)구멍에도 (　　) 들 날 있다.

5. 구르는 (　　)은 (　　)가 끼지 않는다.

6. 다 된 (　　)에 (　　) 풀기

7. (　　) 망신은 (　　)가 시킨다.

8. (　　) 보고 놀란 가슴 (　　) 보고 놀란다.

9. (　　)에 가서 (　　) 찾는다.

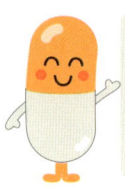 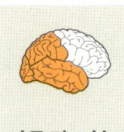

보기 와 같이 문제 7개의 좌표를 점으로 그려 보세요.

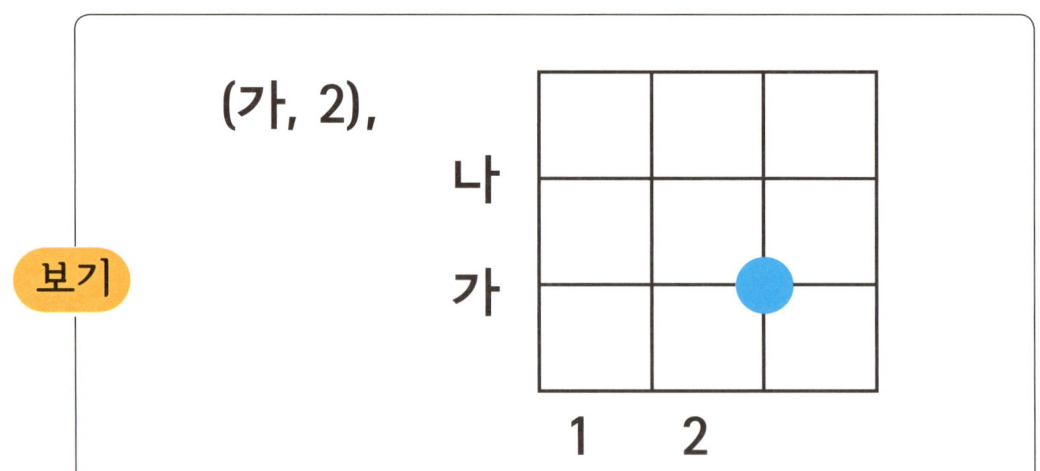

1. (가, 3)
2. (나, 2)
3. (다, 2),
4. (다, 4)
5. (라, 3)
6. (마, 1),
7. (마, 5)

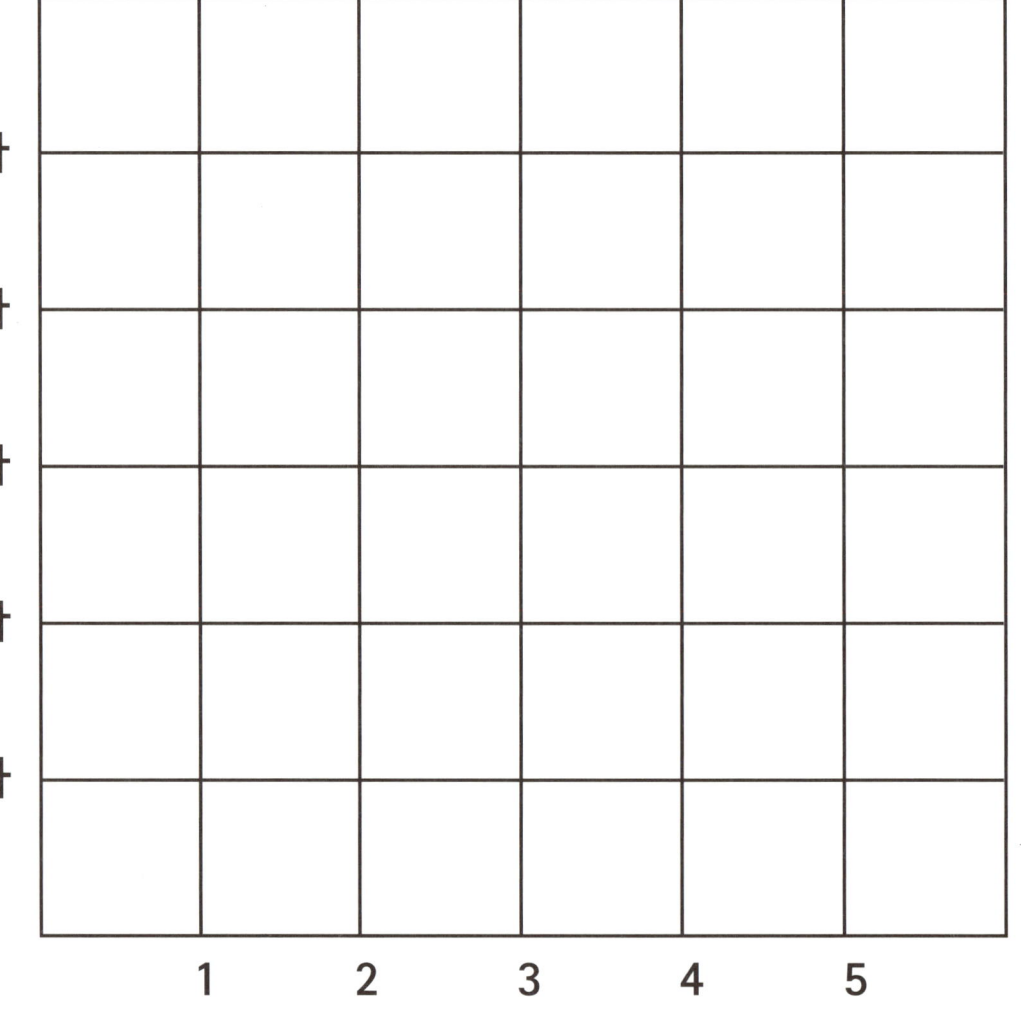

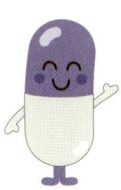 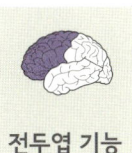

다음은 도형 추론 문제입니다. ?에 어떤 도형이 들어갈지 ◯ 표시해 보세요.

1.
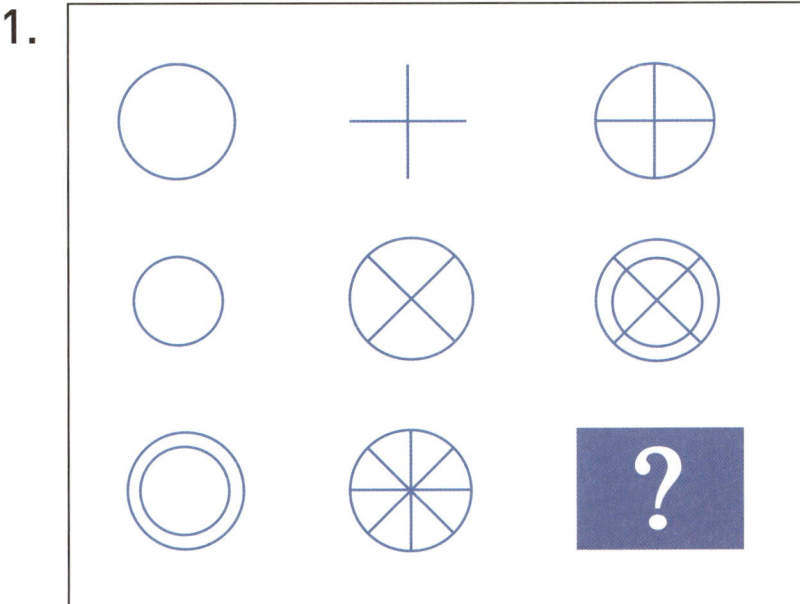

①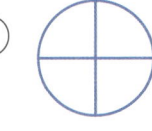
②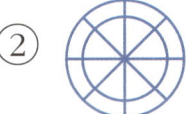
③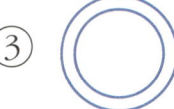
④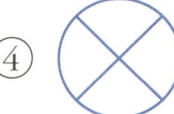
⑤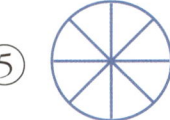

2.
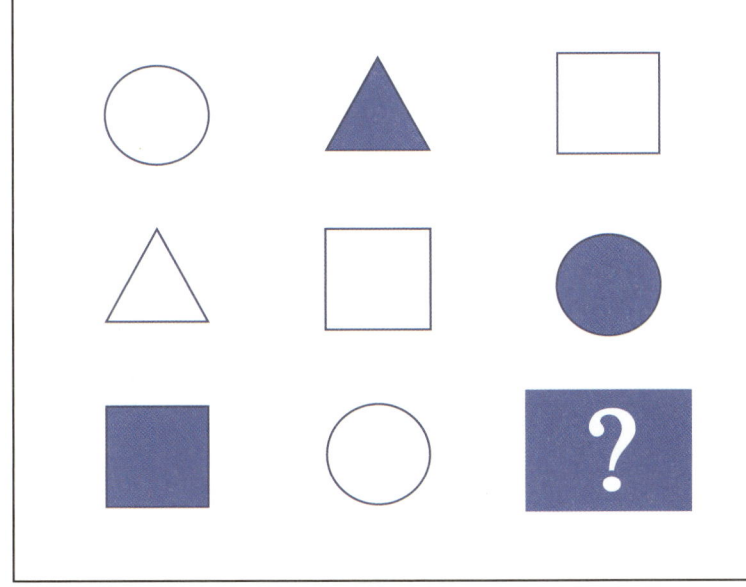

①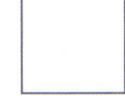
②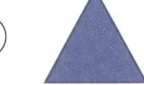
③
④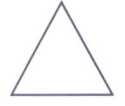
⑤

26일

날짜: _____ 년 ___ 월 ___ 일 ___ 요일   날씨: _____
시작 시각: ___ 시 ___ 분   마친 시각: ___ 시 ___ 분

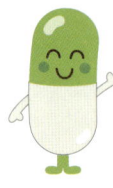 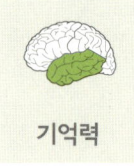 다음 탈을 잘 기억해 두세요. 각각의 탈의 특징을 잘 살펴보며 모양을 머릿속에 그려 보면서 외워 보세요.

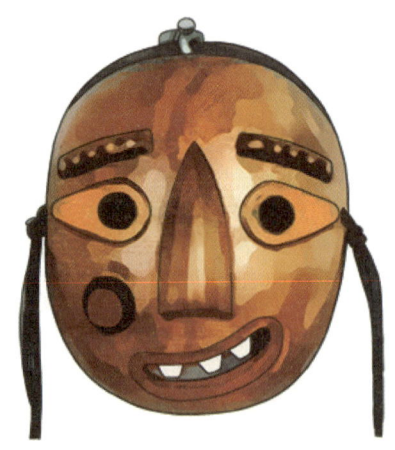 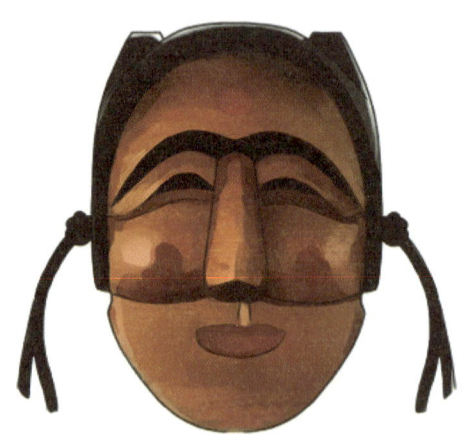 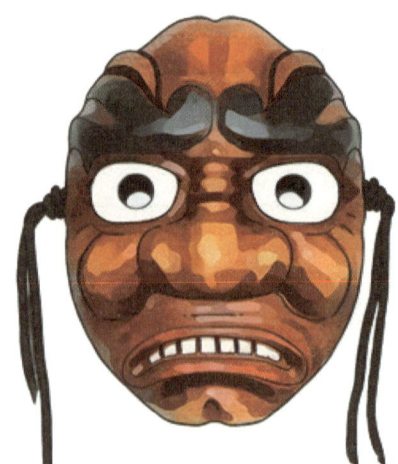

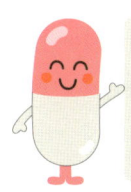 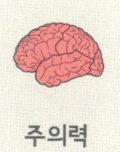

다음에서 1~30까지 숫자를 선으로 연결하여 그림을 완성해 보세요.

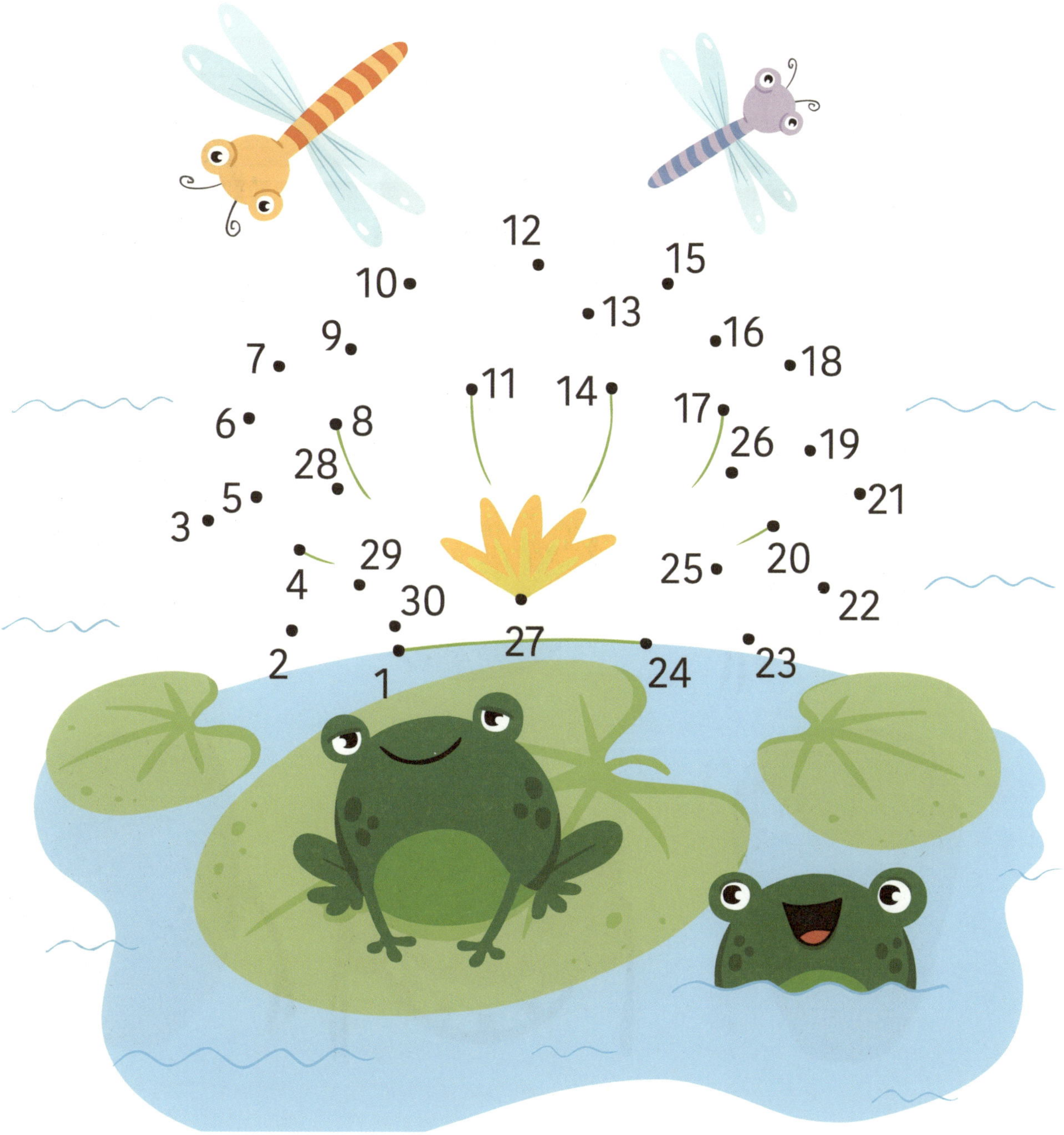

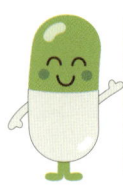 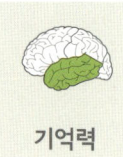 기억력

앞 장(98쪽)에서 본 탈을 찾아 ◯ 표시해 보세요.

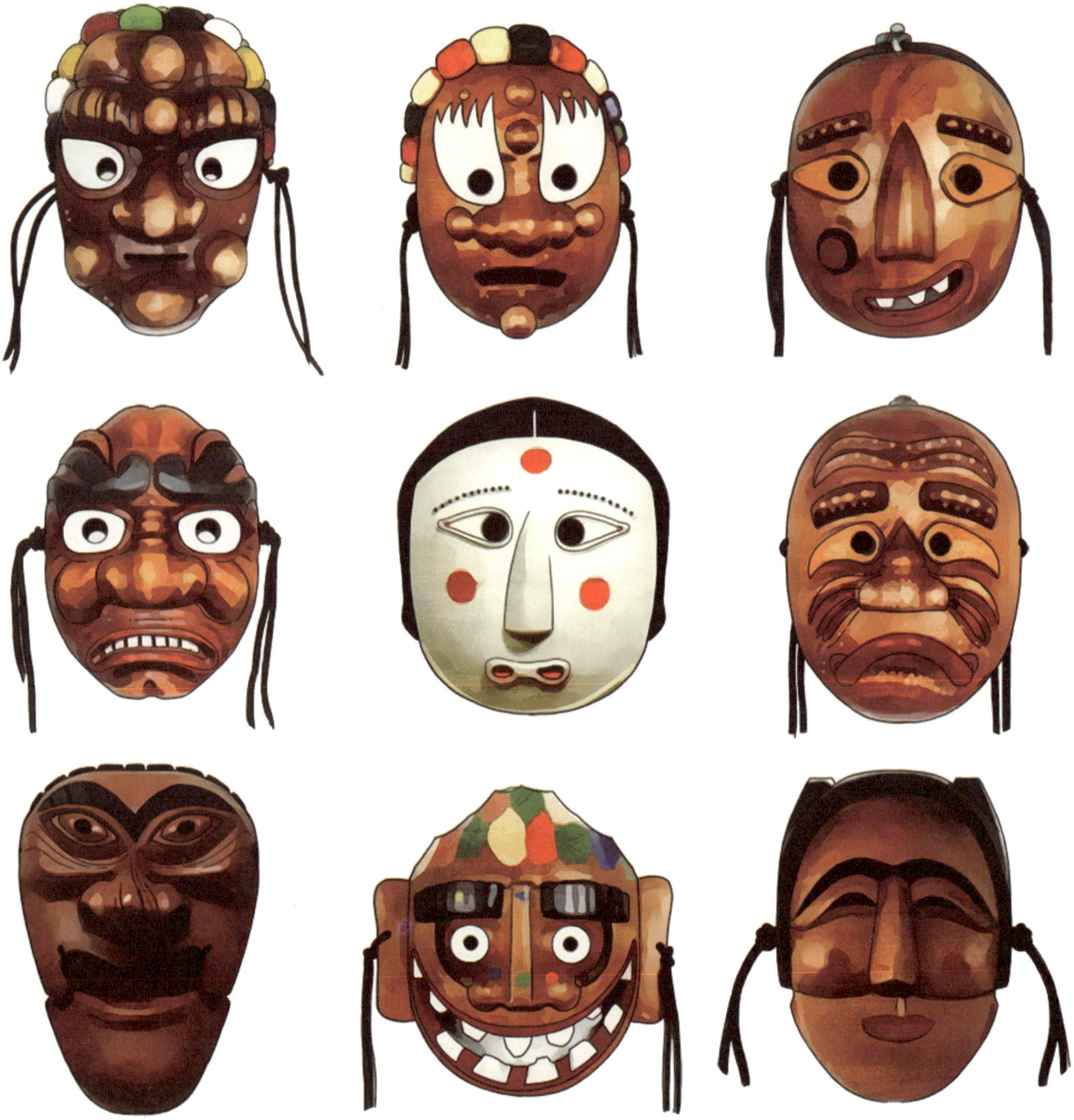

27일

날짜: _____ 년 _____ 월 _____ 일 _____ 요일   날씨: _____
시작 시각: _____ 시 _____ 분   마친 시각: _____ 시 _____ 분

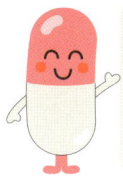
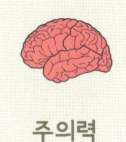

주의력

보기 와 똑같이 구슬이 배열된 것을 찾아 모두 표시해 보세요.

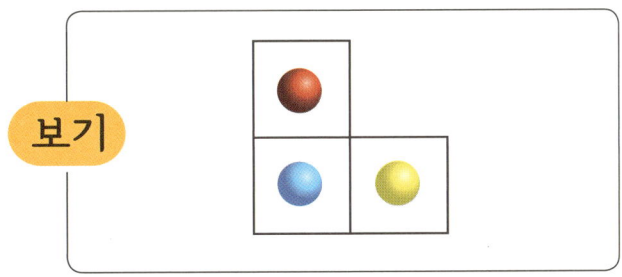

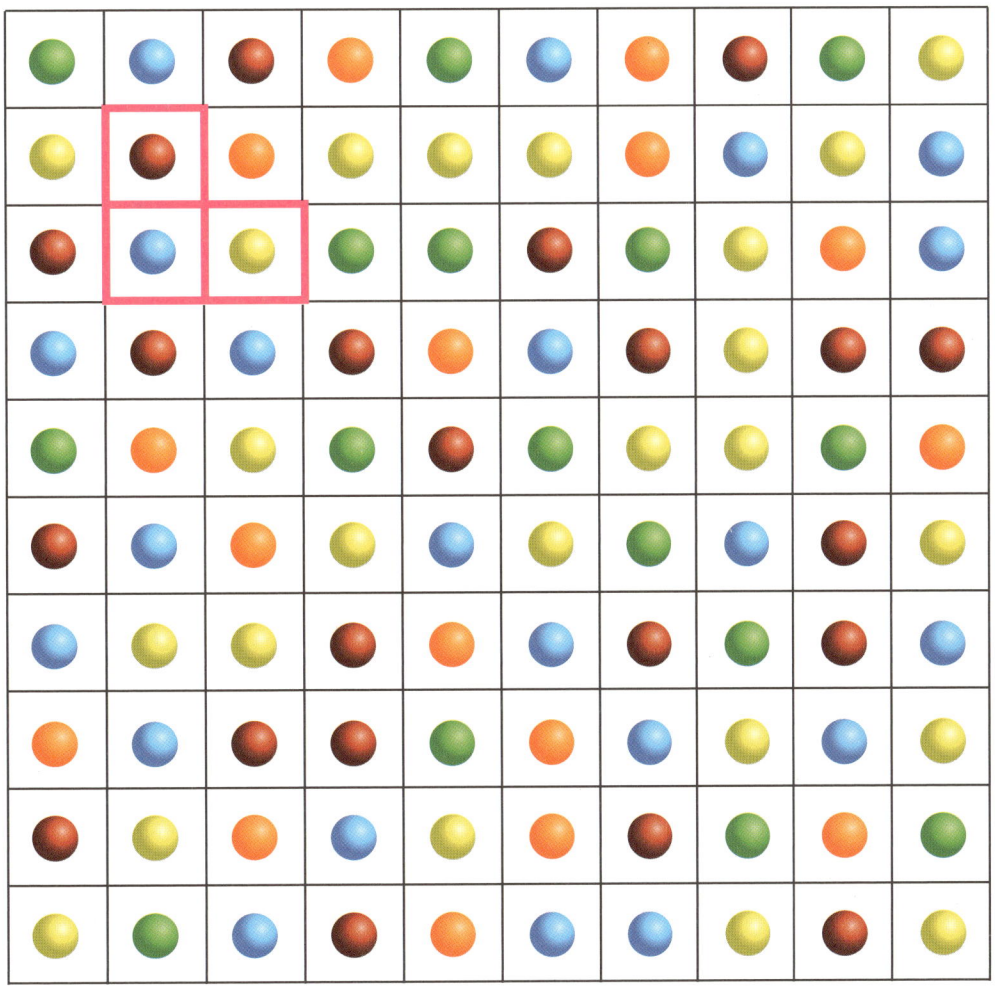

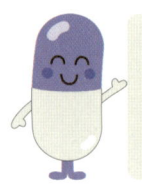 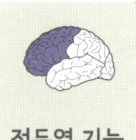

보기 와 같이 왼쪽 도형의 변화를 잘 살펴본 후, 오른쪽 도형도 같은 방식으로 변화시켜 보세요. 어떻게 변해야할지 빈칸에 그림으로 그려 보세요.

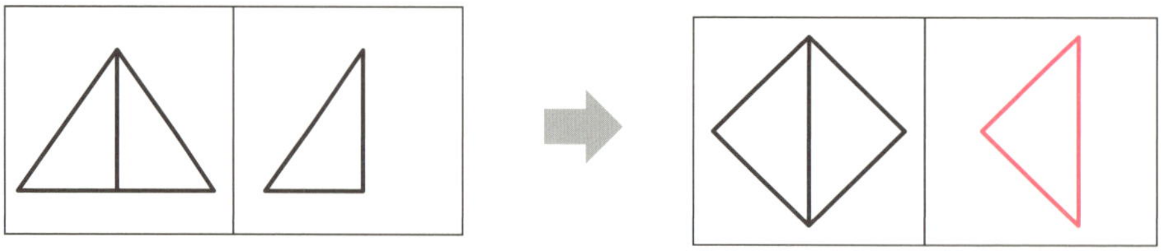

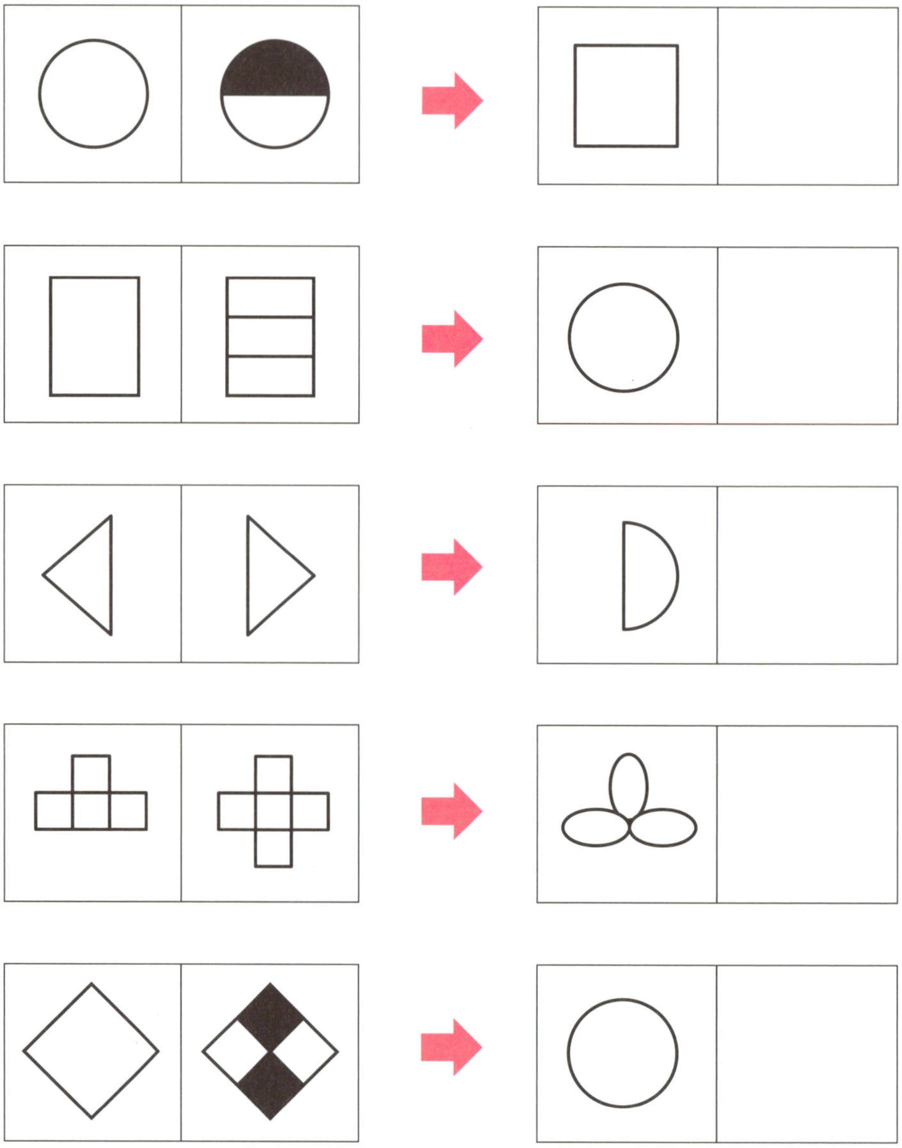

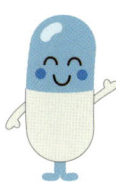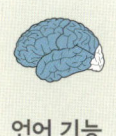

다음에서 실제로 표기하지 않는 글자를 모두 찾아 ○ 표시해 보세요.

닭	밖	잃	삶	묽	잗	옫
얇	읶	꿩	숯	맑	않	찱
훑	닦	닮	잖	못	엇	짔
맙	끊	잍	삯	붊	읽	싫
왤	잎	넋	있	닳	굵	삵
닮	잔	밥	붉	샄	핥	많
읊	엋	싥	옴	싰	굼	떱

28일

날짜: _____ 년 ___ 월 ___ 일 ___ 요일   날씨: _____
시작 시각: ___시 ___분   마친 시각: ___시 ___분

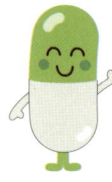
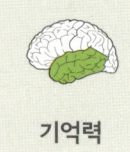
기억력

다음은 호떡을 만드는 방법입니다. 요리법을 잘 읽고 순서를 잘 기억해 두세요.

재료 밀가루, 달걀, 우유, 설탕, 소금, 이스트, 물, 식용유, 흑설탕, 계핏가루, 땅콩.

① 볼에 밀가루, 소금, 설탕, 우유, 달걀을 넣고 섞어 반죽을 만든다.
② 따뜻한 물에 이스트를 넣어 녹인다.
③ 반죽에 녹인 이스트를 넣고 치댄 후 랩을 씌워 30분간 발효시킨다.
④ 흑설탕, 계핏가루, 땅콩을 넣어 속재료를 만든다.
⑤ 반죽을 적당량 덜어 넓게 펼친 후 속재료를 넣고 잘 붙인다.
⑥ 달군 팬에 식용유를 두르고 올려 굽는다.

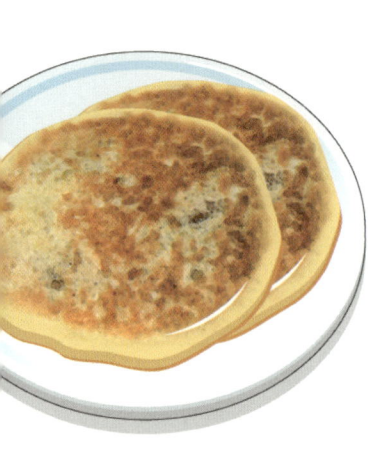

■ 위에 설명을 읽으면서 (   )에 해당 단어를 적고 만드는 방법을 잘 기억해 보세요.

① 볼에 (   ), (   ), (   ), (   ), (   )을 넣고 섞어 반죽을 만든다.
② (   ) 물에 (   )를 넣어 녹인다.
③ 반죽에 녹인 (   )를 넣고 치댄 후 랩을 씌워 (   ) 간 발효시킨다.
④ (   ), (   ), (   )을 넣어 속재료를 만든다.
⑤ (   )을 적당량 덜어 넓게 펼친 후 (   )를 넣고 잘 붙인다.
⑥ 달군 팬에 (   )를 두르고 올려 굽는다.

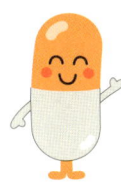 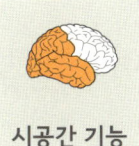 다음 그림의 경로를 아래 그림에 적용하여 선으로 그려 보세요.

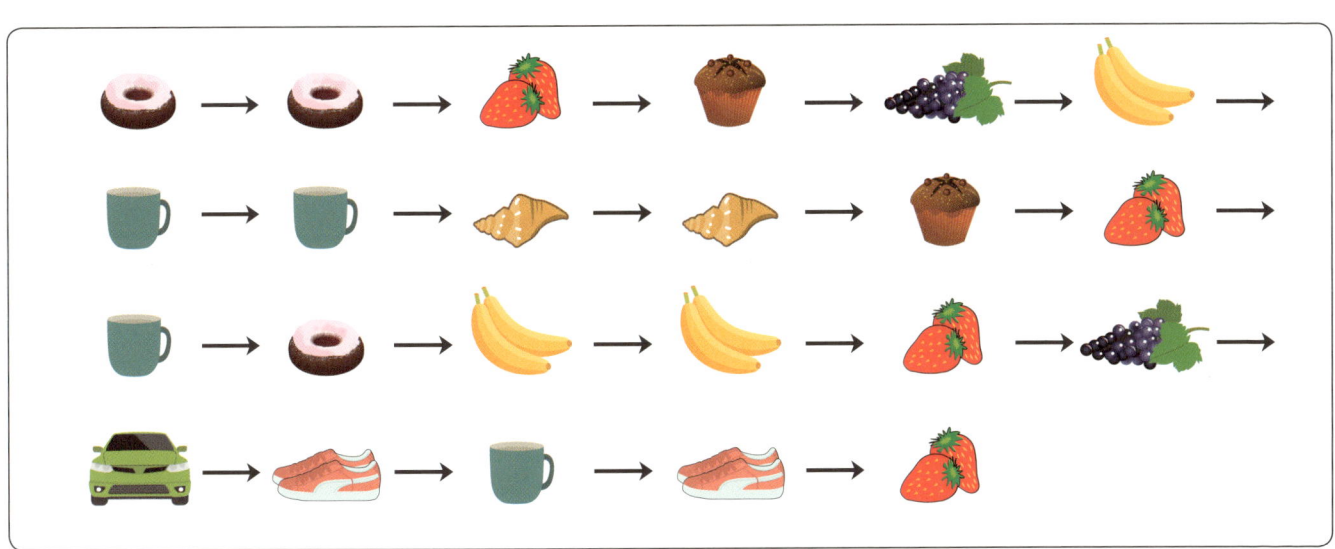

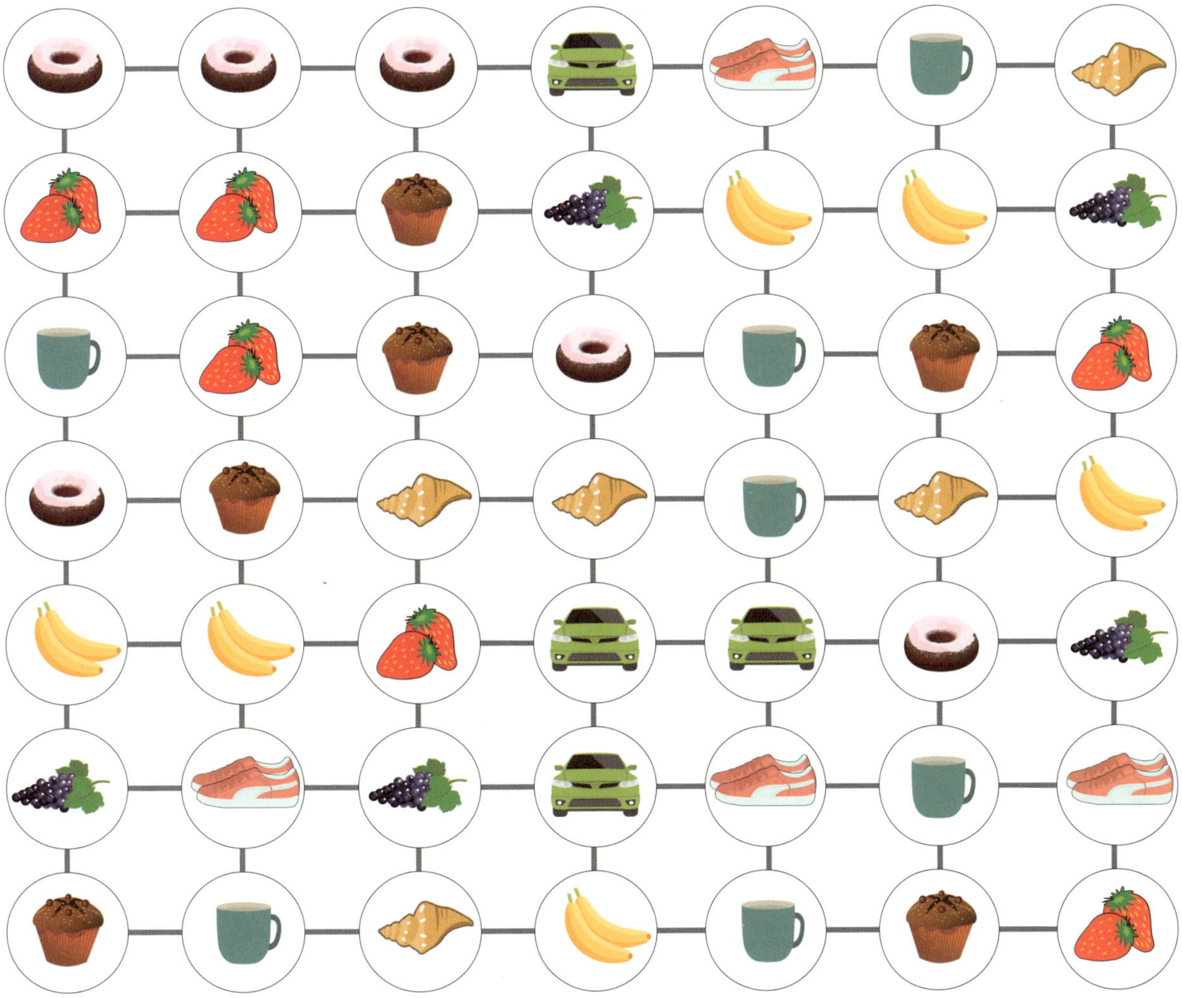

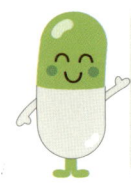 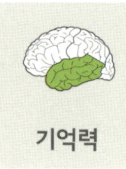 앞 장(104쪽)의 내용을 떠올리며 문제를 풀어 보세요.

1. 앞 장(104쪽)에서 만든 음식을 찾아 ◯ 표시해 보세요.

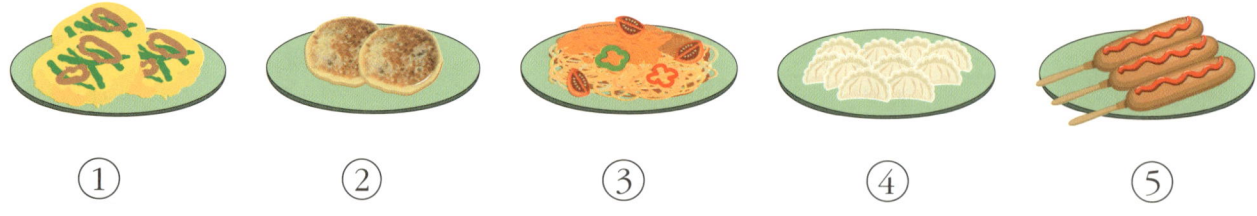

①   ②   ③   ④   ⑤

2. 요리에 사용된 재료를 모두 골라 ◯ 표시해 보세요.

> 이스트　후추　설탕　흑설탕　밀가루　우유
> 계핏가루　아몬드　달걀　찹쌀가루　물
> 소금　땅콩　호두　식용유　버터

3. 다음 중 만드는 방법이 잘못된 부분을 찾아 ◯ 표시해 보세요.

① 볼에 밀가루, 소금, 설탕, 계핏가루, 우유, 달걀을 넣고 섞어 반죽을 만든다.

② 차가운 물에 이스트를 넣어 녹인다.

③ 반죽에 녹인 이스트를 넣고 치댄 후 랩을 씌워 10분간 발효시킨다.

④ 설탕, 아몬드, 땅콩을 넣어 속재료를 만든다.

⑤ 반죽을 적당량 덜어 줍게 펼친 후 속재료를 넣고 잘 붙인다.

⑥ 달군 팬에 버터를 넣고 올려 굽는다.

29일

날짜: _____년 _____월 _____일 _____요일   날씨: _____
시작 시각: _____시 _____분   마친 시각: _____시 _____분

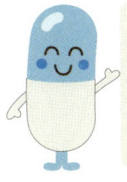
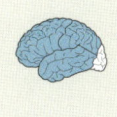
언어 기능

다음에서 숨어 있는 단어들을 찾아 ○ 표시해 보세요.

라	모	셀	런	굼	미	별	홍
면	누	파	랑	색	닮	천	널
절	힌	돈	성	연	본	지	괘
공	얼	맞	텨	필	는	려	컨
펼	굴	은	청	지	네	되	고
진	처	셜	정	판	코	버	슴
융	갈	랑	지	첢	경	기	도
그	림	자	역	걸	함	에	치

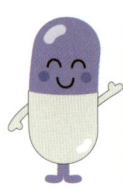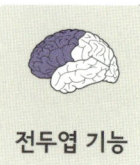

전두엽 기능

다음에서 '가'부터 '하'까지 네모 글자와 동그라미 글자를 순서대로 번갈아 가면서 연결해 보세요.
(가 ㉮ 나 ㉯ 다 ……)

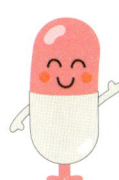 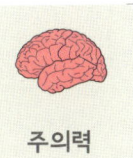

다음에서 점선으로 표시된 도형을 찾아 모두 ◯ 표시해 보세요.

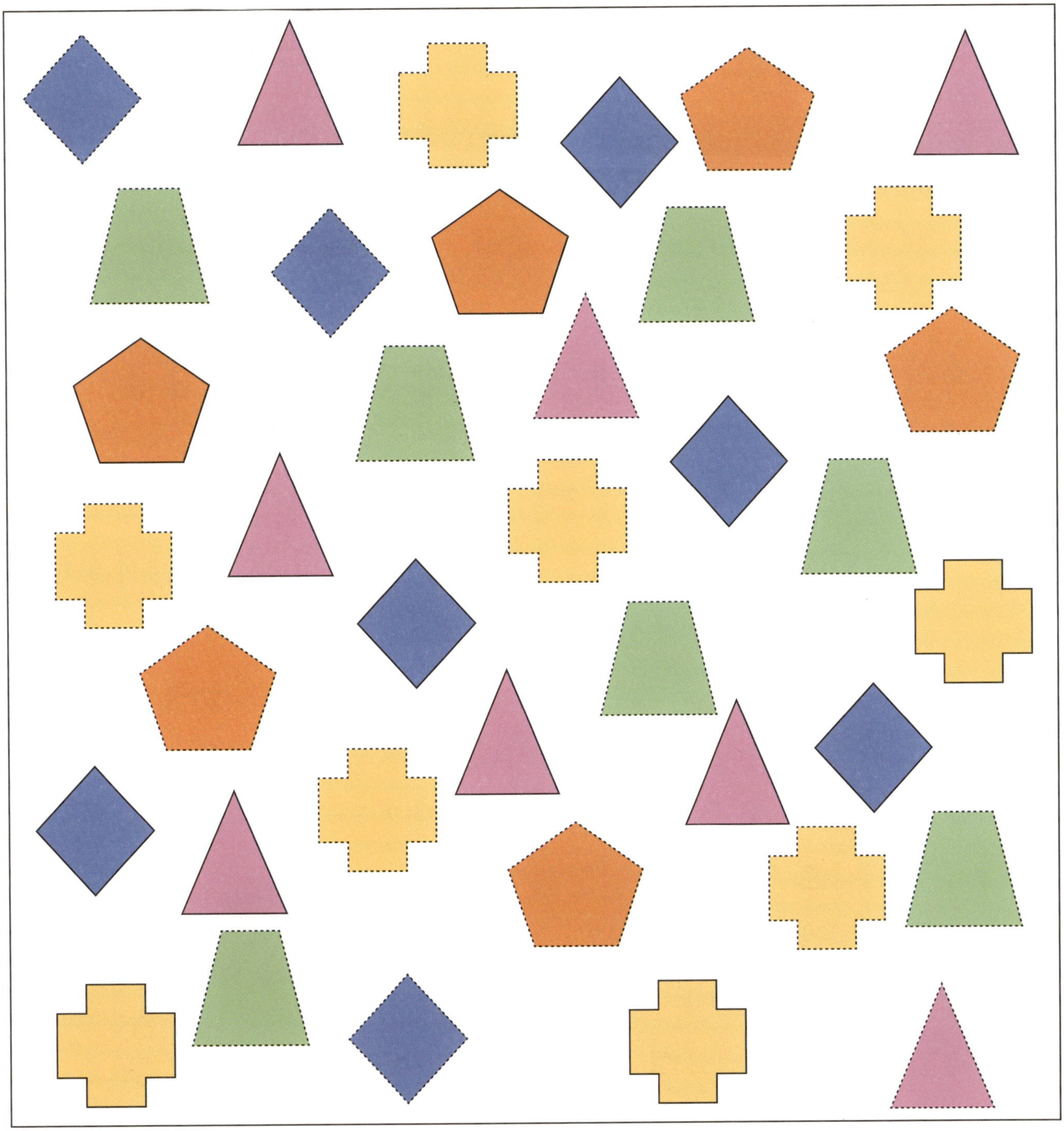

30일

날짜: _____ 년 _____ 월 _____ 일 _____ 요일 날씨: _____
시작 시각: _____ 시 _____ 분   마친 시각: _____ 시 _____ 분

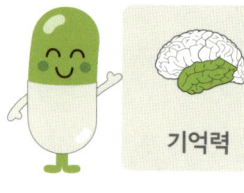

세 친구들이 나누는 대화를 읽고 내용을 잘 기억해 두세요.

영자 : 화정아, 너 이번에 문화센터 수업 어떤 것 듣니?
화정 : 어, 나 이번에 '치매 예방 인지훈련'이랑 '노래 교실' 수업 듣기로 했어.
숙희 : 어머, 나도 이번에 '치매 예방 인지훈련' 수업 들어.
영자 : 그건 뭐야? 나도 같이 듣자.
화정 : 요즘엔 기억력이 떨어지거나 치매에 걸리지 않도록 미리미리 예방하고 관리할 수 있게 돕는 인지훈련 프로그램들이 많이 생겼더라고. 다양한 문제도 풀어 보고 두뇌를 쓰는 활동을 많이 해 볼 수 있어서 좋다고 하더라. 인기 수업이니 빨리 등록해야 할 거야.
숙희 : 맞아. 요즘 이 수업이 엄청 인기라고 하더라. 그래서 나도 일찌감치 신청했어.
영자 : 수업은 언제 있어?
화정 : 매주 월요일, 수요일마다 있어.
숙희 : 오전 10시부터 1시간 동안 수업해.
영자 : 그래? 나도 지금 당장 신청하러 가야겠다.

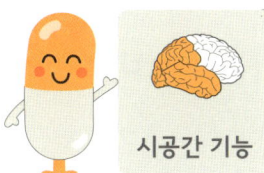

다음 그림을 숫자에 해당하는 색깔로 색칠해 보세요.

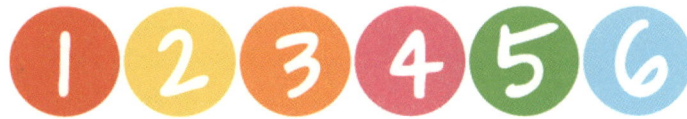

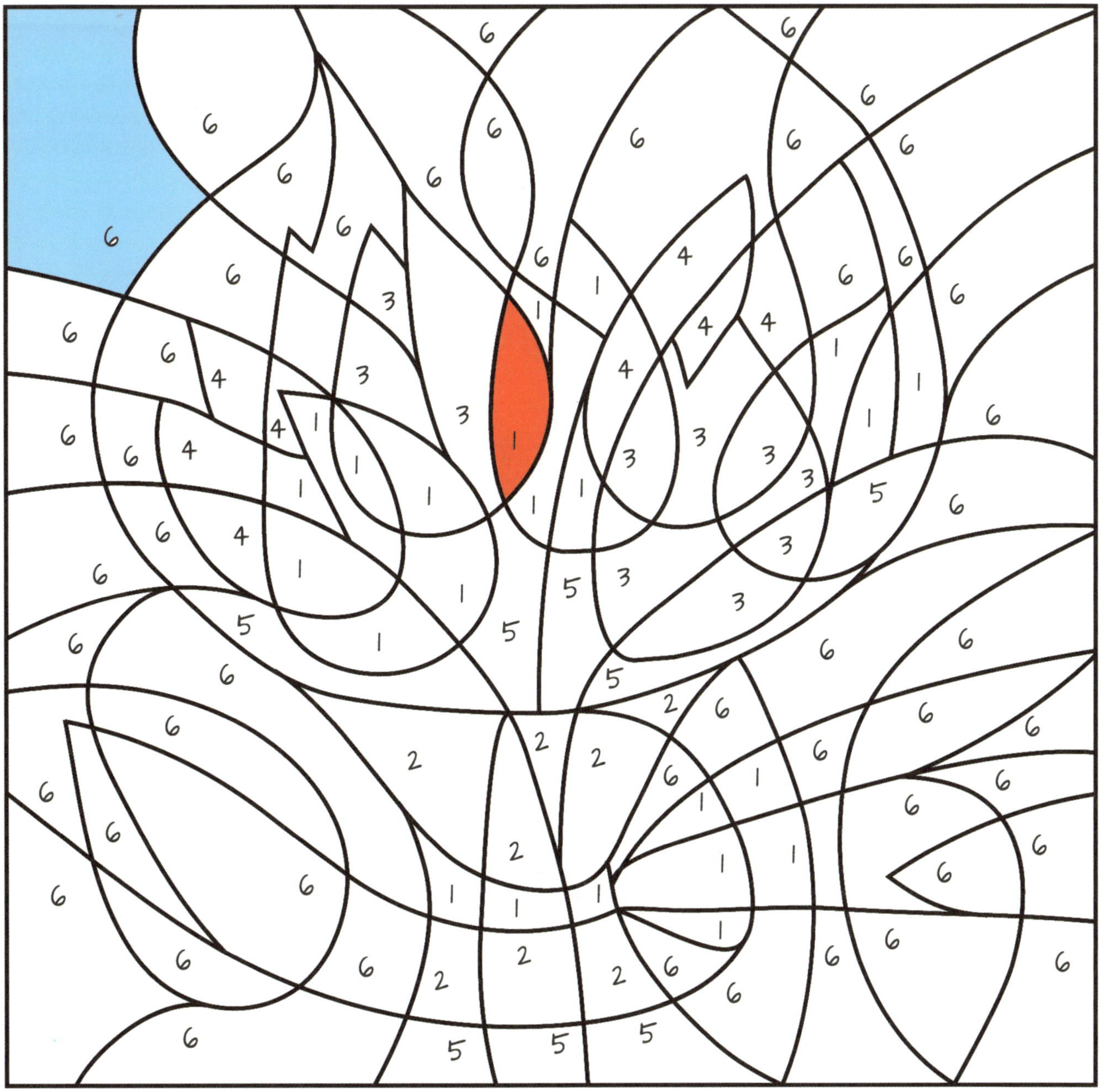

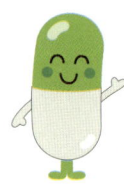 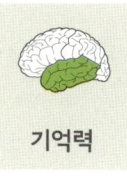 앞 장(110쪽)에서 세 친구들의 대화를 떠올리며 문제를 풀어 보세요.

1. 친구 화정과 숙희가 문화센터에 신청한 수업은 무엇인가요?
( )

2. 1번 정답(수업)을 신청하지 않은 친구의 이름은 무엇인가요?
( )

3. 1번 정답(수업)에 대한 설명으로 틀린 것은 몇 번인가요?

① 기억력이 떨어져야 들을 수 있다.
② 두뇌를 쓰는 다양한 활동을 할 수 있다.
③ 일주일에 두 번 수업이 있다.
④ 오전 10시에 시작하여 11시에 끝난다.

매일매일 뇌의 근력을 키우는 치매 예방 문제집

365 Brain Fitness
365 브레인 피트니스

정 답

1일

날짜: ____년 ____월 ____일 ____요일 날씨: ____
시작 시각: ____시 ____분 마친 시각: ____시 ____분

다음 보기 처럼 각각의 과일에 해당하는 번호를 과일 아래에 적어 보세요.

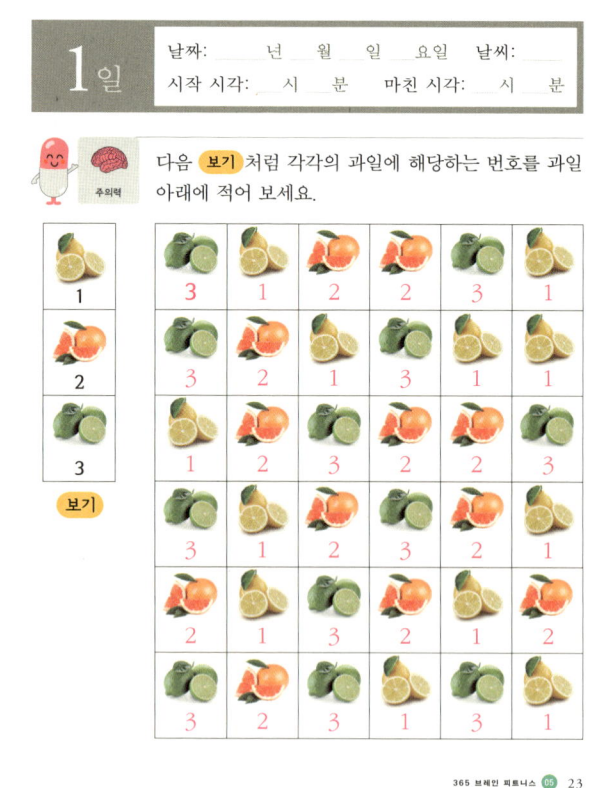

다음 제시어의 범주에 해당하는 단어를 10개 이상씩 적어 보세요.

관공소
시청, 도청, 구청, 군청, 주민센터, 소방서, 경찰서(지구대, 파출소), 법원, 검찰청, 출입국관리사무소, 병무청, 우체국, 세관, 보건소, 보훈병원, 대한적십자사, 외교공관, 정부종합청사, 정부지방합동청사, 정부부처, 정부 외청 등

은행
국민은행, 스탠다드차티드은행, 신한은행, 한국시티은행, 우리은행, KEB하나은행, 산업은행, 농협, 기업은행, 수출입은행, 수협, 경남은행, 광주은행, 대구은행, 부산은행, 전북은행, 제주은행, ATM, 대출, 융자, 통장, 적금, 예금, 이자 등

섬
제주도, 가거도, 강화도, 거문도, 거제도, 굴업도, 대부도, 독도, 백령도, 보길도, 비양도, 선유도, 소록도, 소매물도, 안면도, 연평도, 영산도, 영종도, 오동도, 완도, 우도, 울릉도, 제부도, 제주도, 죽도, 진도, 하조도, 한산도, 홍도, 황산도, 흑산도, 배, 해안, 수평선, 미역, 해수욕장 등

동계스포츠
설알파인 스키, 바이애슬론, 크로스컨트리 스키, 프리스타일 스키, 노르딕 복합, 스키점프, 스노보드, 쇼트트랙, 스피드 스케이팅, 피겨 스케이팅, 아이스하키, 컬링, 봅슬레이, 루지, 스켈레톤 등

다음 선을 따라가면서 연결된 글자를 □에 적어 보세요.

1. 가 — 라
   나 — 가
   다 — 마
   라 — 다
   마 — 나

2. 가 나 다 라 마
   라 마 가 다 나

2일

| 날짜: | 년 월 일 요일 | 날씨: |
| 시작 시각: | 시 분 | 마친 시각: 시 분 |

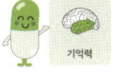 부족한 채소를 사러 시장에 가려 합니다. 사야 할 채소들을 외워볼까요? 자신의 신체 부위와 연결하여 외워보면 기억하는 데 큰 도움이 됩니다. 예를 들어 "내 눈은 양파같이 동그랗다", "내 머리 모양은 배추를 닮았다"처럼 이야기를 만들어 외워 보세요.

사야 할 채소 목록 배추, 양파, 양배추, 고구마, 마늘, 시금치, 파

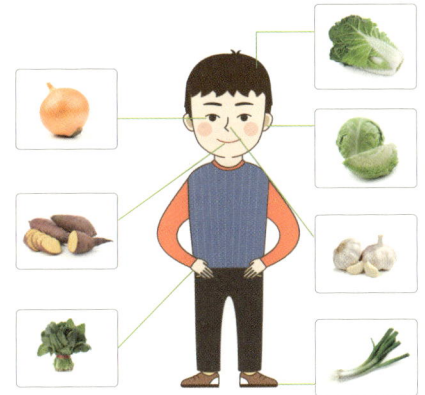

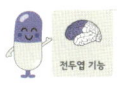 다음 시간표를 보고 기차표를 예약해 보세요. 부산에서 진행될 오전 09:00~오후 04:00의 교육을 듣고 최대한 빨리 서울로 올라 올 예정입니다. 교육 장소는 부산역에서 20분 거리에 있습니다. 단, 걷거나 이동하거나 기다리는 시간은 제외하고 계산해 보세요.

출발	도착	출발	도착
06:00 서울	08:37 부산	15:45 부산	18:23 서울
06:05 서울	08:54 부산	16:20 부산	20:02 서울
06:35 서울	09:16 부산	16:30 부산	19:09 서울
07:00 서울	09:40 부산	16:45 부산	19:27 서울
07:30 서울	10:02 부산	17:00 부산	19:41 서울
07:50 서울	10:07 부산	17:15 부산	19:59 서울

1. 서울 → 부산으로 가려면 몇 시에 출발하는 기차를 타야 할까요?
 (06:00)
2. 부산 → 서울로 가려면 몇 시에 출발하는 기차를 타야 할까요?
 (16:30)
3. 서울 → 부산 또는 부산 → 서울 가는 기차 중 3시간 이상 소요되는 기차는 어떤 것인가요?
 (부산에서 16:20 출발하는 기차)

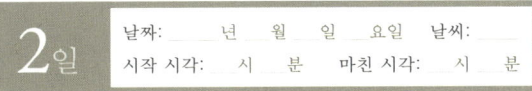 앞 장(26쪽)에서 신체 부위와 연결하여 기억한 채소의 이름을 □에 적어 보세요.

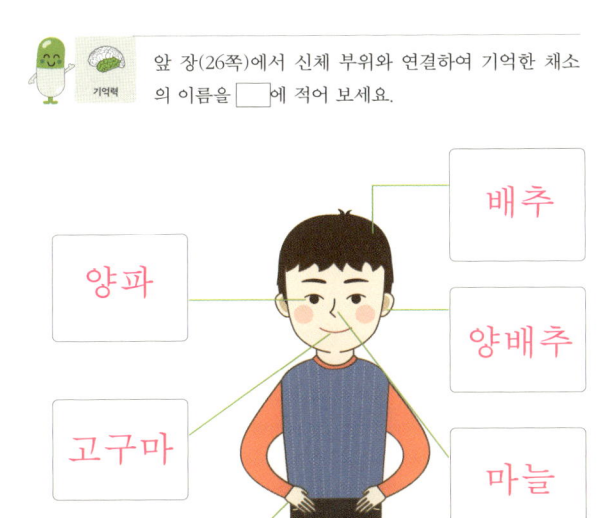

3일

| 날짜: | 년 월 일 요일 | 날씨: |
| 시작 시각: | 시 분 | 마친 시각: 시 분 |

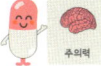 다음에서 같은 숫자가 세 번씩 적힌 것을 찾아 ○ 표시하고, 어떤 숫자인지 □에 적어 보세요.

18	65	ⓢ51	40	59	27	49	17
ⓢ37	55	64	15	67	ⓢ16	56	60
26	35	28	47	25	13	31	ⓢ37
19	38	ⓢ16	58	20	61	36	44
29	ⓢ51	48	12	50	41	23	54
11	39	24	45	53	ⓢ37	43	32
34	21	52	57	62	30	33	66
ⓢ16	48	14	42	22	63	69	ⓢ51

| 16 | 37 | 51 |

다음 그림들의 이름을 적어 보세요.

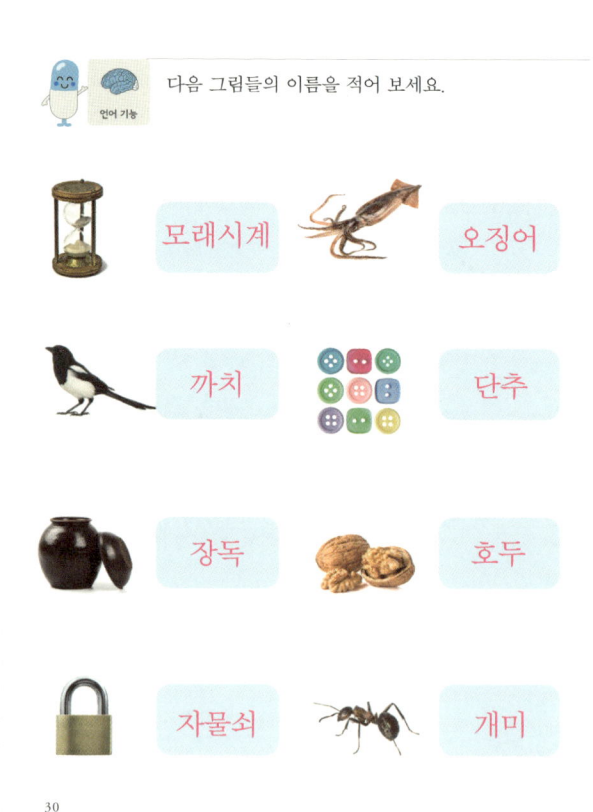

다음 그림을 보고 문제를 풀어 보세요.

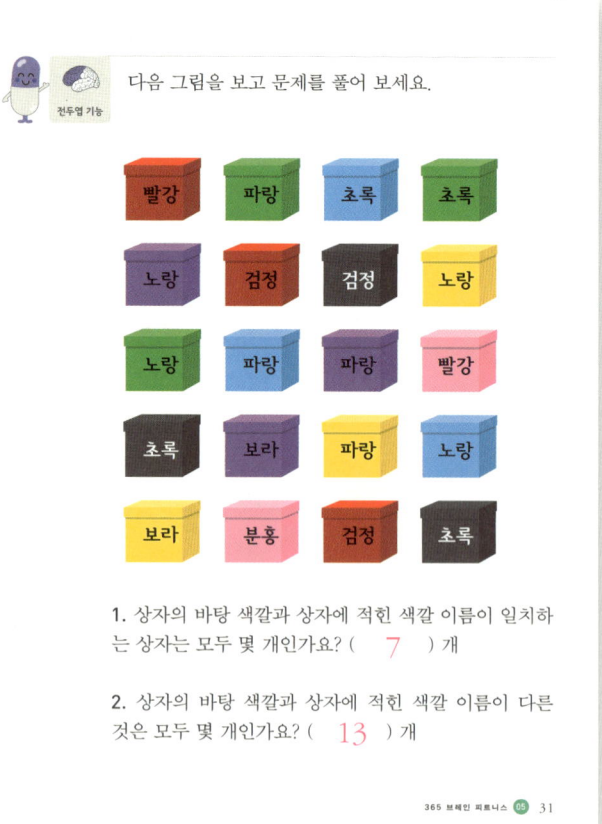

1. 상자의 바탕 색깔과 상자에 적힌 색깔 이름이 일치하는 상자는 모두 몇 개인가요? (7) 개
2. 상자의 바탕 색깔과 상자에 적힌 색깔 이름이 다른 것은 모두 몇 개인가요? (13) 개

4일

날짜: 년   월   일   요일   날씨:
시작 시각: 시   분   마친 시각: 시   분

다음 그림들을 잘 기억해 두세요. 더욱 잘 기억할 수 있는 방법 한 가지를 알려드릴까요? 같은 범주끼리 묶은 다음, 해당하는 사물의 이름을 ( )에 적고 외워보세요.

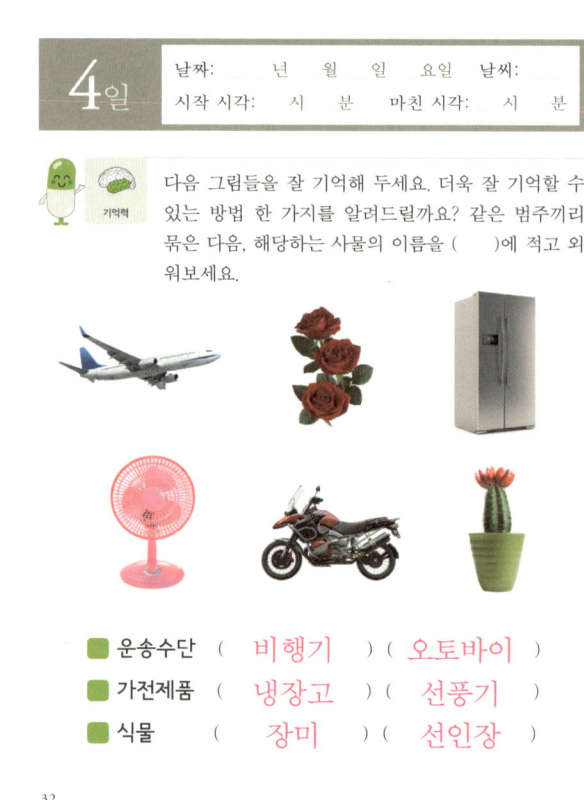

- 운송수단 (비행기) (오토바이)
- 가전제품 (냉장고) (선풍기)
- 식물   (장미) (선인장)

다음 그림을 아래 □에 그대로 그려보세요.

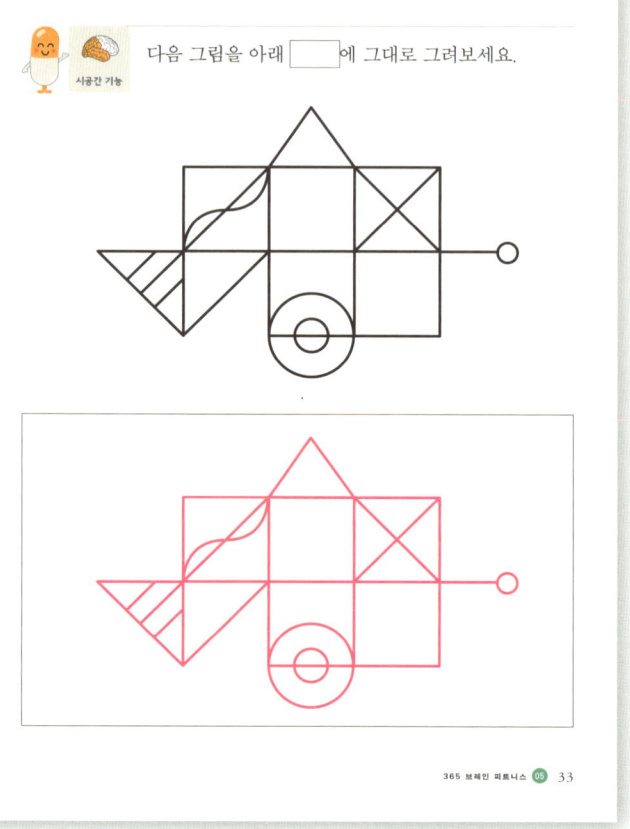

다음에서 앞 장(32쪽)에 있었던 것을 모두 찾아 ○표 시해 보세요.

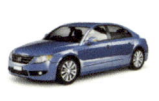 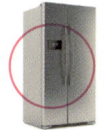 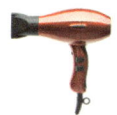
 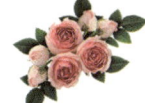 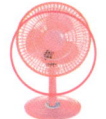
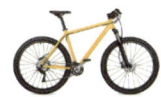 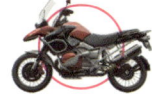 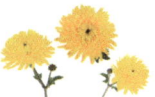
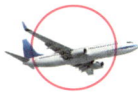 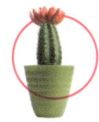 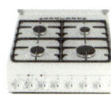

5일

날짜: ___년 ___월 ___일 ___요일 날씨: ___
시작 시각: ___시 ___분   마친 시각: ___시 ___분

다음에서 가운데에 파란 띠가 있는 구슬을 모두 찾아 ○표시해 보세요.

다음 글을 읽고 문제를 풀어 보세요.

> 지현 씨는 시장에서 과일 가게를 운영합니다. 오늘은 오전 5시부터 일어나 가락시장에 가서 판매할 과일들을 샀습니다. 이후 가게에 돌아와 정리를 하고, 오전 8시에 가게 문을 열었습니다. 과일 가게의 단골이신 김 할머니가 오셔서 일전에 산 사과와 귤이 너무 맛있어서 주변 친구들에게도 선물하고 싶다면서 사과 5박스와 귤 8박스를 주문하였습니다. 새벽같이 일어나 몸은 힘들었지만, 김 할머니의 칭찬과 많은 주문에 지현 씨는 큰 보람을 느꼈습니다.

1. 지현 씨네 과일 가게는 몇 시에 문을 여나요?
   (**오전 8시**)
2. 김 할머니는 어떤 과일을 주문했나요?
   (**사과, 귤**)
3. 오늘 지현 씨의 기분은 어땠을까요?

①   ② 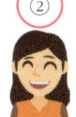 ③ 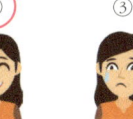 ④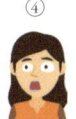

(② 표시됨)

다음 그림에서 ?에는 어떤 모양이 들어가야 할까요?
(**1**)

① ② ③ ④

365 브레인 피트니스 정답 05

6일

날짜: ___년 ___월 ___일 ___요일 날씨: ___
시작 시각: ___시 ___분 마친 시각: ___시 ___분

 다음은 가수 장윤정의 '어머나'라는 노래입니다. 신나게 노래를 부르면서 가사를 외워 두세요.

어머나

어머나 어머나
이러지 마세요 여자의 마음은
갈대랍니다 안돼요 왜이래요
묻지 말아요 더 이상 내게 원하시면
안돼요

오늘 처음 만난 당신이지만
내사랑인걸요 헤어지면 남이돼요
모른척하겠지만

좋아해요 사랑해요
거짓말처럼 당신을 사랑해요
소설 속에 영화 속에 멋진 주인공은 아니지만
괜찮아요 말해봐요
당신 위해서라면 다 줄게요

✽ 노래를 잘 모르시면 휴대전화나 인터넷을 이용하여 검색해 들어 보세요. 자녀나 친구, 손주들의 도움을 받으셔도 좋습니다.

 다음 문제를 풀어 보세요.

1. 5보다 작은 숫자를 찾아 ○ 표시해 보세요.

①	6	8	5	③	④	7	5
5	③	①	④	7	9	②	8
①	②	7	6	5	8	①	③
③	5	8	5	7	④	9	②
6	9	②	7	6	①	5	④

2. 5보다 큰 숫자를 찾아 ○ 표시해 보세요.

1	⑥	⑧	5	3	4	⑦	5
5	3	1	4	⑦	⑨	2	⑧
1	2	⑦	⑥	5	⑧	1	3
3	5	⑧	5	⑦	4	⑨	2
⑥	⑨	2	⑦	⑥	1	5	4

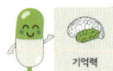 앞 장(44쪽)에서 기억한 노래를 떠올리며 문제를 풀어 보세요.

1. 노래를 부른 가수는 누구인가요? (**4**)
   ① 홍진영   ② 임영웅   ③ 남진   ④ **장윤정**

2. ( )에 알맞은 가사를 채워 넣어 보세요.

어머나 어머나
이러지 마세요 (**여자**)의 마음은
(**갈대**)랍니다 안돼요 왜이래요
묻지 말아요 더 이상 내게 원하시면
(**안돼요**)

오늘 처음 만난 당신이지만
내(**사랑**)인걸요 헤어지면 (**남**)이돼요
모른척하겠지만

좋아해요 사랑해요
(**거짓말**)처럼 당신을 사랑해요
소설 속에 (**영화**) 속에 멋진 (**주인공**)은 아니지만
괜찮아요 말해봐요
당신 위해서라면 다 줄게요

7일

날짜: ___년 ___월 ___일 ___요일 날씨: ___
시작 시각: ___시 ___분 마친 시각: ___시 ___분

 다음 제시한 단어들을 모두 조합하여 문장을 자유롭게 만들어 보세요. 제시어를 하나라도 빠뜨리면 안 됩니다.

비행기, 소음, 라면
라면을 먹다가 비행기 소음에 깜짝 놀랐다.

나비, 진달래, 등산

신문, 짜장면, 전화기

주어진 단어를 모두 넣어 자연스러운 문장을 만들었다면 모두 정답입니다.

화장지, 구두, 현관

다락방, 책, 커피

다음 글을 읽고 "나는 누구일지" ( )에 적어 보세요.

1. 나는 바다에 삽니다. 등푸른 생선의 대표입니다. 소금에 절인 나를 '자반 ○○○'라고 합니다.
(**고등어**)

2. '까도 까도 계속 나온다'고 할 때 주로 비유합니다. 식재료로 자주 쓰이며, 동그란 나를 썰 때 많은 사람들이 매워서 눈물을 흘립니다.
(**양파**)

3. 바닷가나 사막에서 볼 수 있습니다. 입자가 곱고 부드러워서 여름에는 나를 이용해서 사람은 찜질을 해요.
(**모래**)

4. 지구상에서 가장 큰 동물로 바다에 삽니다. 술을 많이 먹은 사람을 나에 비유하기도 합니다.
(**고래**)

5. 곡식으로 빵, 죽, 떡 등을 만들 때 쓰입니다. 붉은색을 띠고 있어 예로부터 악귀를 쫓는 데도 사용했습니다.
(**팥**)

다음은 핀볼 게임입니다. 보기를 참고하여 공이 최종적으로 도착하는 번호에 ○ 표시해 보세요.

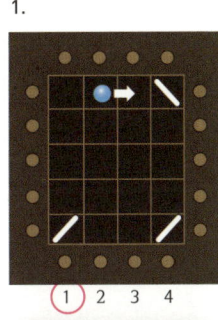

보기: 4
1. ①
2. ③
3. ②

8일

날짜: ___년 ___월 ___일 ___요일 날씨: ___
시작 시각: ___시 ___분 마친 시각: ___시 ___분

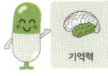 오늘 해야 할 일들이 많아서 적어보았습니다. 하루 동안 어떤 일들을 해야 할지 시간 순서대로 정리해서 아래에 다시 적어보고 잘 기억해 두세요.

- 14시에 카페에서 친구와 만나기로 했습니다.
- 친구를 만나고 집에 오는 길에 마트에 들러 쓰레기봉투를 사야 합니다.
- 오전 9시에 충치 치료를 위해 치과 예약을 했습니다.
- 오후에 만날 친구를 위해 점심 전 백화점에 가서 선물을 사려고 합니다.
- 점심 식사 후 약을 먹어야 합니다.

■ 시간 순서대로 할 일들을 정리하여 적어 보세요.

1. **오전 9시에 충치 치료를 위해 치과 예약하기**
2. **백화점에 가서 친구 줄 선물 사기**
3. **점심 식사 후 약 먹기**
4. **오후 2시(14시)에 카페에서 친구 만나기**
5. **집에 오는 길에 마트에 들러 쓰레기봉투 사기**

다음에서 단어가 아닌 뜻이 없는 것(15개)를 ○ 표시해 보세요.

도토리	⊙곤혀	마당	⊙빔추	옆	우물
카레	⊙엋	마늘	달래	콩	⊙푸훌
⊙밴우	⊙찿	며칠	뭍	엄청	부엌
바위	청재	언덕	굴	⊙만춧	방
구두쇠	오막	⊙댁겨	⊙찰둑	새우	부락
⊙툴방	축구	파	티셔츠	싸인	⊙태섭
⊙키술	빈대	도시	쿠션	⊙투맛	자석
너울	루비	⊙우죤	플룻	대구	⊙내챙

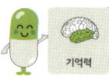 앞 장(44쪽)의 내용을 기억하여 다음 문제를 풀어 보세요.

1. 시간 순서대로 해야 할 일을 적어 보세요.
   오전 9시에 충치 치료를 위해 치과 예약하기
   백화점에 가서 친구 줄 선물 사기
   점심 식사 후 약 먹기
   오후 2시(14시)에 카페에서 친구 만나기
   집에 오는 길에 마트에 들러 쓰레기봉투 사기

2. 치과를 예약한 시간은 언제였나요?
   (오전 9시)

3. 친구와 만나기로 한 장소는 어디였나요?
   (카페)

4. 약은 언제 먹어야 하나요?
   (점심 식사 후)

5. 백화점에는 왜 갔나요?
   (친구에게 줄 선물을 사러)

6. 친구를 만나고 돌아오는 길에 어디를 들렀어야 하나요?
   (마트(쓰레기봉투 사러))

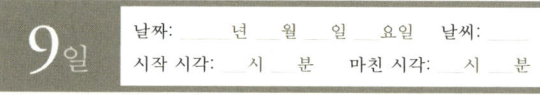

9일 날짜: ___년 ___월 ___일 ___요일 날씨: ___
시작 시각: ___시 ___분 마친 시각: ___시 ___분

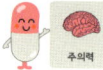 다음에서 (가)와 (나) 표에 공통적으로 들어 있지 않은 숫자를 모두 찾아 □에 적어 보세요.

(가)
16	11	5	⑱	21	8
2	19	24	36	17	26
9	31	33	3	13	1
22	7	15	38	29	23
14	㉞	35	⑩	32	6
12	20	39	7	37	28

(나)
24	27	6	22	15	2
④	17	26	11	31	29
23	1	㉕	9	37	19
14	12	5	16	7	13
28	32	36	20	21	35
8	㉚	3	38	33	39

| 4 | 10 | 18 | 25 | 30 | 34 |

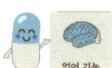 다음 제시한 단어로 보기를 참고하여 2행시 또는 3행시를 만들어 적어 보세요.

보기
소 | 중한 사람과 평생동안
원 | 없이 사랑하며 살자.

1. 나 | 중에 필요할 때 쓰려고
   비 | 상금을 모아 두었다.

2. 미 | 안하고 고마운 사람인
   소 | 중한 나의 아내.

3. 수 | 요일에는 복지관에 가서
   영 | 어 공부를 하고
   장 | 을 보러 가야겠다.

이외에도 의미가 통하는 문장을 완성했다면 모두 정답입니다.

다음 보기 처럼 □를 2개씩만 칠하여 다양한 모양을 만들어 보세요.

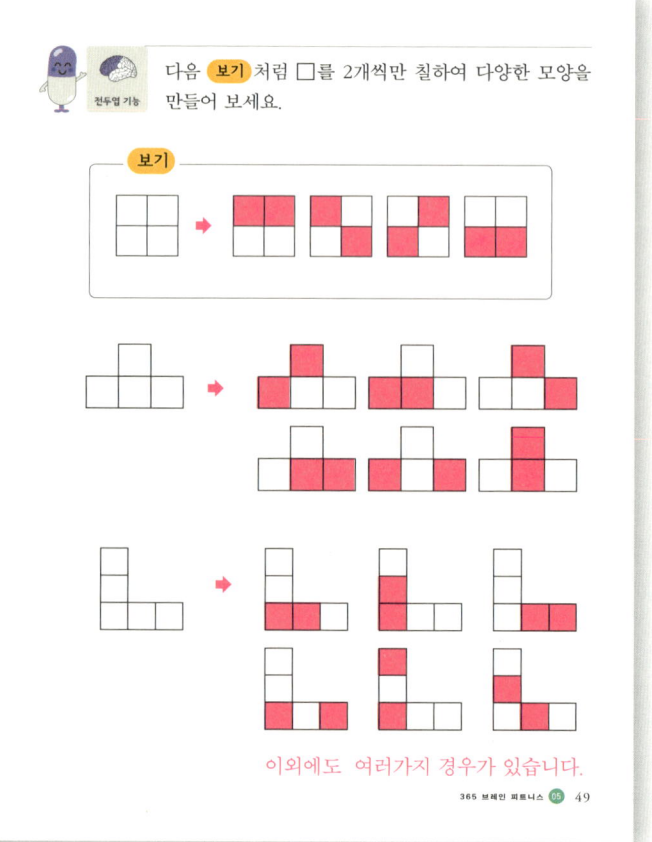

이외에도 여러가지 경우가 있습니다.

10일

날짜: ___년 ___월 ___일 ___요일 날씨: ___
시작 시각: ___시 ___분 마친 시각: ___시 ___분

왼쪽의 그림을 오른쪽 칸에 똑같이 따라 그려 보세요.

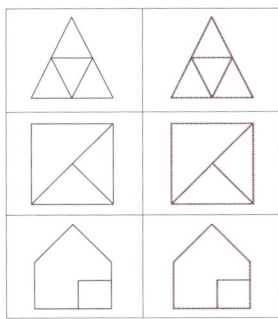

■ 위의 그림을 이번에는 점선 없이 그리면서 외워 두세요.

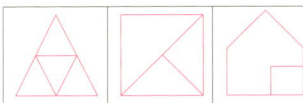

다음에서 1번과 2번에 들어갈 그림 조각이 알맞게 짝 지어진 것은 몇 번인가요? (**5**)

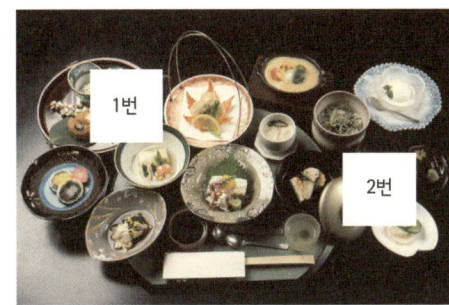

① 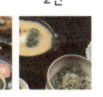 ②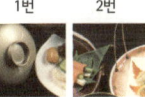

③ 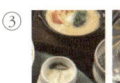 ④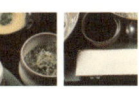

⑤ 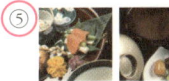 ⑥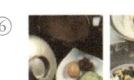

앞 장(50쪽)에서 따라 그렸던 그림을 찾아 ○ 표시해 보세요.

1. 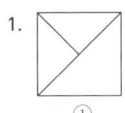 ① 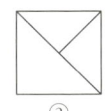 ② 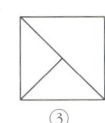 ③ 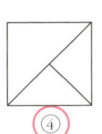 **④**

2. 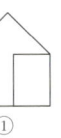 ① 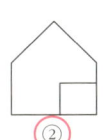 **②** 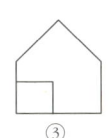 ③ 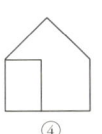 ④

3. 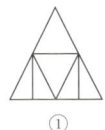 ① 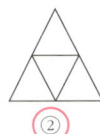 **②** 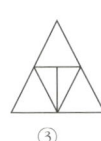 ③ 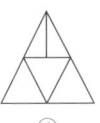 ④

11일

날짜: ___년 ___월 ___일 ___요일 날씨: ___
시작 시각: ___시 ___분 마친 시각: ___시 ___분

다음은 단어 퍼즐입니다. 설명을 읽고 네모 칸에 정답을 적어 보세요.

가로
1. 봄에 피는 노란 꽃.
2. 우리나라 최대의 섬, 한라산이 있음.
3. 어떤 사람이나 존재를 몹시 아끼고 귀중히 여기는 마음.
4. 같은 학교를 졸업한 사람들이 모여 서로 친목을 도모하고 모교와의 연락을 하기 위하여 조직한 모임.

세로
1. 올챙이가 자라면 무엇이 될까요?
2. 약을 제조하는 회사.
5. ○○○○이 소도둑 된다.

¹개	나	리		⁵바
구				늘
리		²제	주	도
		약		둑
⁴동	창	회		
			³사	랑

365 브레인 피트니스 정답 05

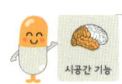 보기 처럼 만들 때 필요 없는 조각을 모두 골라 번호를 적어 보세요.

(**4, 5, 7**)

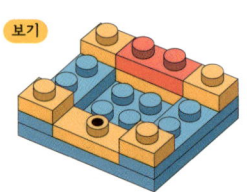

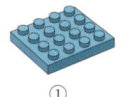 ①   ②    ③   ④

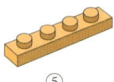 ⑤   ⑥   ⑦   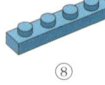 ⑧

 다음 1~8번의 계산 문제를 풀어 □에 답을 적어 보세요. 그리고 답과 짝지은 자음 또는 모음을 적어 보세요. 그러면 어떤 문장이 나타나는 데 □에 적어 보세요.

1. 6 + 2 - 2 = **6** ▶ ㅁ
2. 5 + 8 + 4 = **17** ▶ ㅇ
3. 2 × 3 + 1 = **7** ▶ ㅐ
4. 8 - 7 + 13 = **14** ▶ ㄱ
5. 11 - 4 + 6 = **13** ▶ ㅛ
6. 4 × 2 + 19 = **27** ▶ ㅅ
7. 15 + 12 - 3 = **24** ▶ ㅎ
8. 18 - 5 + 17 = **30** ▶ ㅏ

14	30	6	27	30	24	7	17	13
ㄱ	ㅏ	ㅁ	ㅅ	ㅏ	ㅎ	ㅐ	ㅇ	ㅛ

➡ | 감 | 사 | 해 | 요 |

12일

날짜: 년   월   일   요일   날씨:
시작 시각: 시   분   마친 시각: 시   분

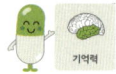 송일희 할머니는 손주들을 데리고 놀이공원에 왔습니다. 손주들의 이름과 입고 있는 옷을 외워볼까요? 뒷장의 문제를 풀기 위해 잘 기억해 두세요.

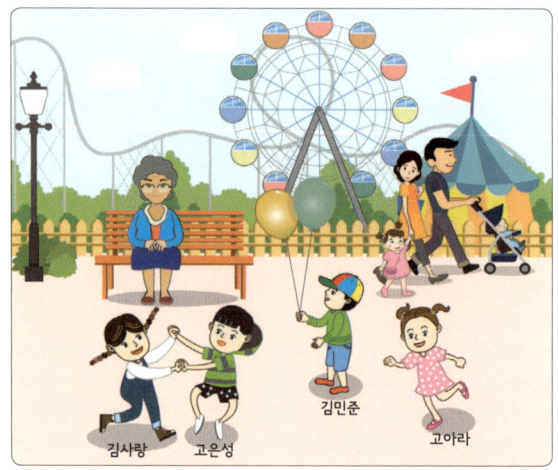

김사랑 고은성 김민준 고아라

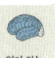 다음 제시어에 해당하는 단어를 10개 이상씩 적어 보세요.

새

까치, 비둘기, 참새, 뻐꾸기, 종달새, 까마귀, 제비, 갈매기, 독수리, 매, 앵무새, 딱따구리, 꾀꼬리, 원앙새 …

병원 진료과

내과, 정형외과, 소아과, 신경과, 재활의학과, 산부인과, 피부과, 성형외과, 안과, 이비인후과, 외과, 비뇨기과, 정신건강의학과, 치과 …

앞 장(56쪽)에서 기억한 손주들의 이름과 옷차림을 떠올리며 다음 문제를 풀어 보세요.

1. 송일희 할머니와 손주들은 어디로 놀러 갔나요?
   (놀이공원)

2. 아래의 옷을 입은 손주는 누구일까요? (2)
   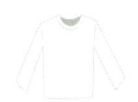 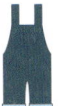
   ① 고아라
   ② 김사랑
   ③ 김민준
   ④ 고은성

3. 잘 놀고 있던 손주 은성이가 없어졌어요! 송일희 할머니는 경찰에게 은성이의 옷차림을 어떻게 설명해야 할까요? 아래 칸에 적어 보세요.

   은성이는 연두색 계열의 스프라이트(또는 줄무늬) 반팔 후드티에 검정색 반바지를 입고 있어요. 반바지에는 별무늬가 그려져 있어요. 흰색운동화를 신었고요.

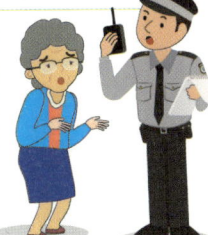

13일

날짜:　　년　월　일　요일　날씨:
시작 시각:　　시　분　마친 시각:　　시　분

 다음의 게임 규칙을 적용하여 ?에 어떤 숫자가 들어갈지 ( )에 적어 보세요.

게임 규칙
- 숫자를 순서대로 나열한다.
- 같은 숫자가 올 경우 검은색이 왼쪽에 가도록 한다.
- 숫자는 0~12까지 색깔별로 하나씩만 있다.

1. [1] [3] [?] [5] [10]   (4)

2. [1] [4] [?] [5] [8]   (4)

3. [?] [1] [8] [12] [?]   (0, 12)

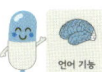 다음 순서가 뒤바뀐 단어를 올바르게 조합하여 ( )에 적어 보세요.

1. 대 탕 사 막
   (막대사탕)

2. 당 레 무 벌
   (무당벌레)

3. 중 공 화 전
   (공중전화)

4. 즈 마 네 요
   (마요네즈)

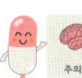 다음 계산 문제들을 풀어보세요.

8 + 3 = 11　　13 - 6 = 7　　7 - 5 = 2

3 + 4 = 7　　2 × 9 = 18　　24 ÷ 6 = 4

12 ÷ 4 = 3　　2 + 4 = 6　　9 - 6 = 3

9 × 10 = 90　　81 ÷ 9 = 9　　6 + 2 = 8

```
  13        8        6        8
-  8      ×10      + 5      - 3
---      ---      ---      ---
  5       80       11        5

  5        8       28       10
+ 6      + 5      ÷ 7      + 7
---      ---      ---      ---
 11       13        4       17

 10        2       10       60
- 5      ×10      × 2      ÷ 6
---      ---      ---      ---
  5       20       20       10
```

365 브레인 피트니스 정답 05　11

14일

날짜:	년 월 일 요일 날씨:
시작 시각: 시 분	마친 시각: 시 분

기억력 다음 그림을 아래에 똑같이 따라 그리며 그림을 익혀 보세요. 그리고 잘 기억해 두세요.

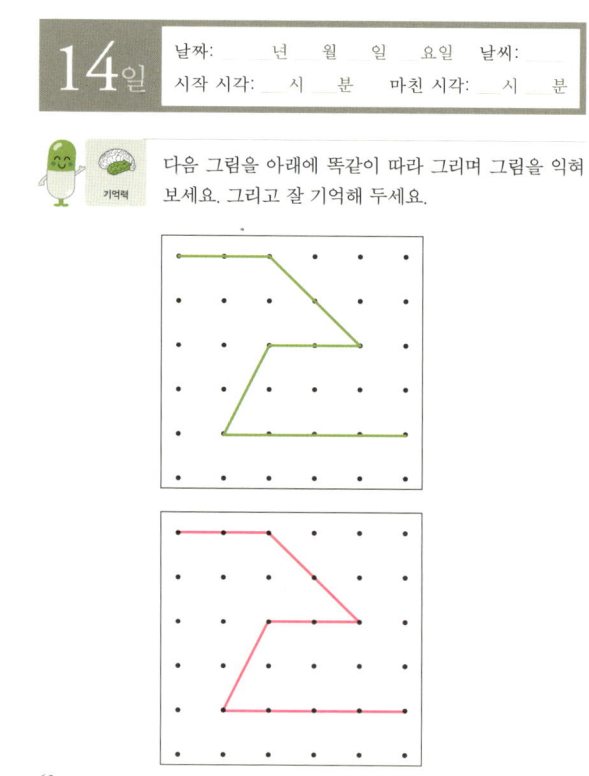

시공간 기능 다음 그림이 완성될 수 있도록 ( ) 안에 알맞은 번호를 적어 보세요.

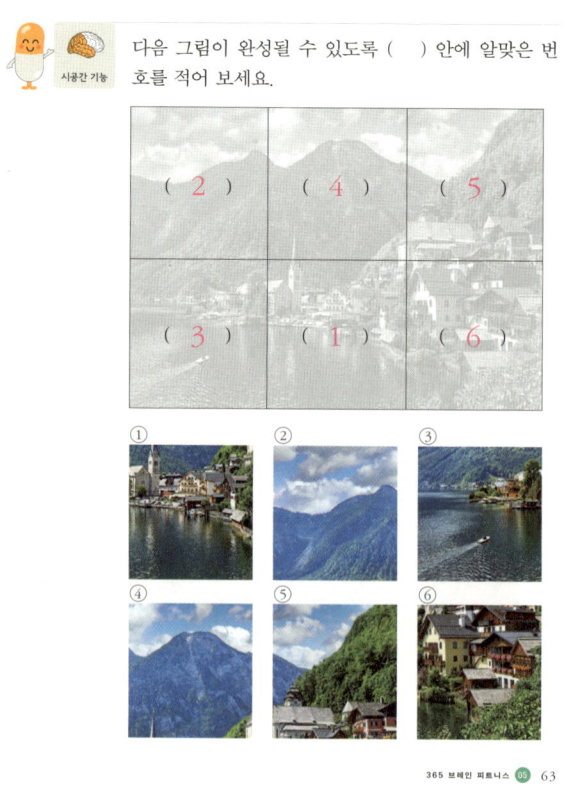

기억력 앞 장(62쪽)에서 따라 그렸던 그림을 떠올리며 그려 보세요.

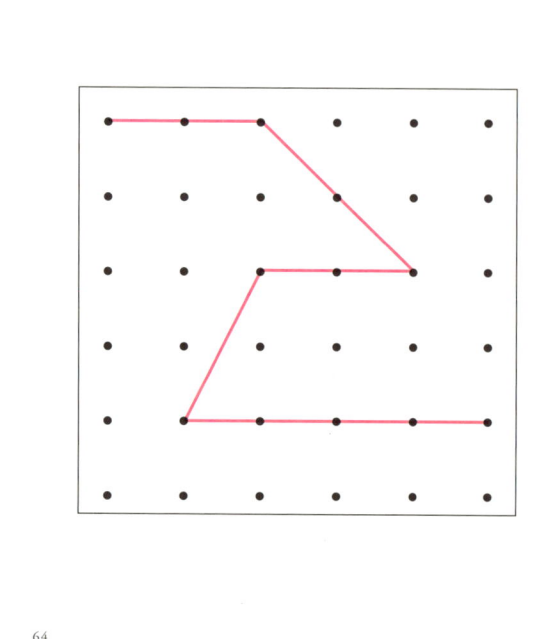

15일

날짜:	년 월 일 요일 날씨:
시작 시각: 시 분	마친 시각: 시 분

주의력 다음에서 보기 의 과일만 찾아 ○ 표시해 보세요. 단, 보기 를 손으로 가리고 외워서 찾아보세요.

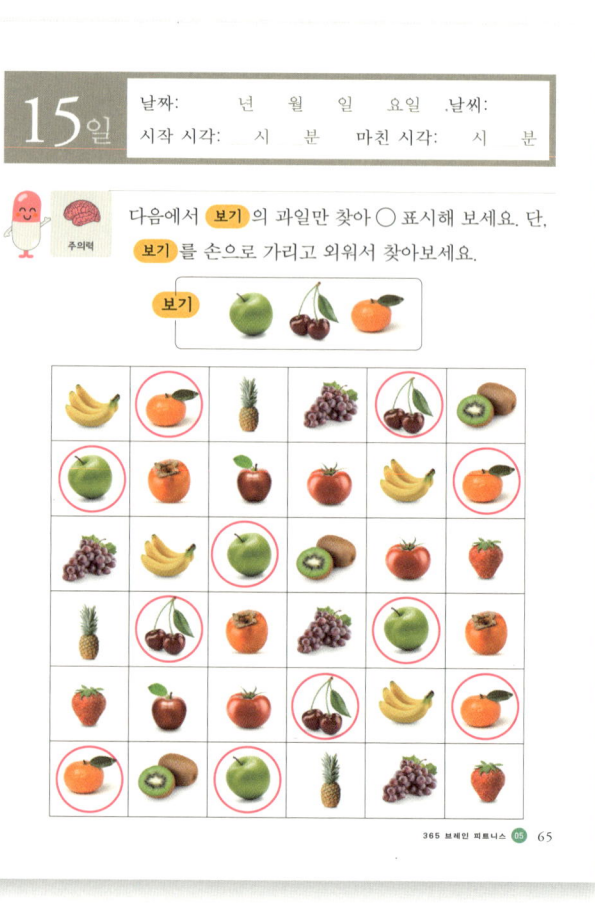

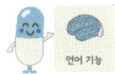 보기를 참고하여 제시어 '만', 'ㅂ', '이'로 시작되는 단어(명사)를 10개만 적어 보세요(단, 사람이나 지역 이름은 적을 수 없어요).

보기 사 | 사다리, 사용, 사나이, 사람, 사자

- 만 | 만두, 만남, 만세, 만감, 만인, 만화, 만조, 만족, 만개, 만찬 등등
- ㅂ | 바지, 보리, 버섯, 비누, 반지, 방석, 발자국, 별, 벼루, 본드, 부자, 벚꽃, 배, 병아리, 봉우리 등등
- 이 | 이름, 이웃, 이야기, 이해, 이상, 이성, 이유, 이익, 이사, 이빨, 이불, 이슬, 이자, 이발소 등등

이외에도 답은 많이 있습니다

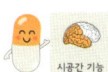 다음에서 그림의 일부분이 지워져 있습니다. 어떤 사물일지 추측하여 ( )에 이름을 적어 보세요.

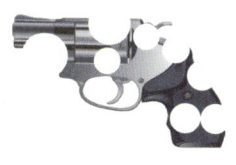 (권총)
 (눈사람)
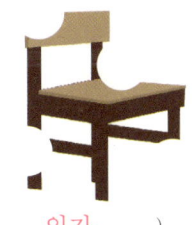 (의자)
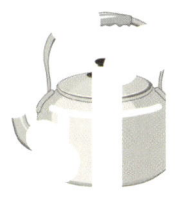 (주전자)

16일

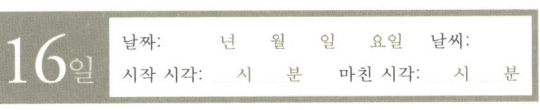

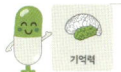 지금부터 욕실을 새롭게 꾸밀 예정입니다. 욕실에서 쓸 칫솔, 컵, 수건, 슬리퍼, 휴지통을 자신의 취향에 맞게 5가지 중에서 선택해 보세요. 그리고 자신이 고른 물건을 잘 기억해 두세요.

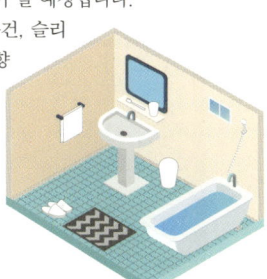
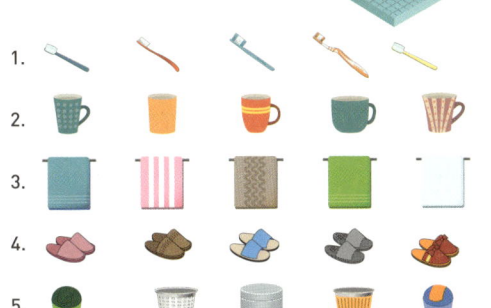

자신이 고른 것이 답으로 각자 다양한 답이 나올 수 있습니다.

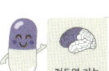 다음 그림을 보고 생각나는 속담을 적어 보세요.

1.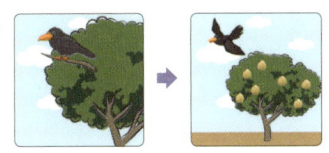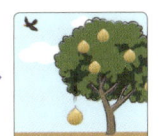
(까마귀 날자 배 떨어진다.)

2.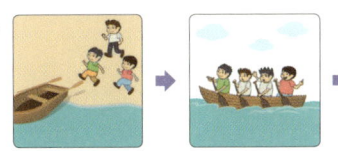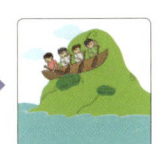
(사공이 많으면 배가 산으로 간다.)

3.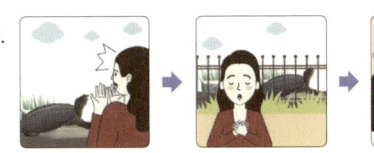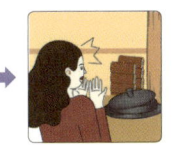
(자라보고 놀란 가슴 솥뚜껑보고 놀란다.)

앞 장(68쪽)에서 욕실을 새롭게 꾸미면서 자신이 골랐던 슬리퍼, 칫솔, 휴지통, 컵, 수건을 찾아 다시 한 번 표시해 보세요.

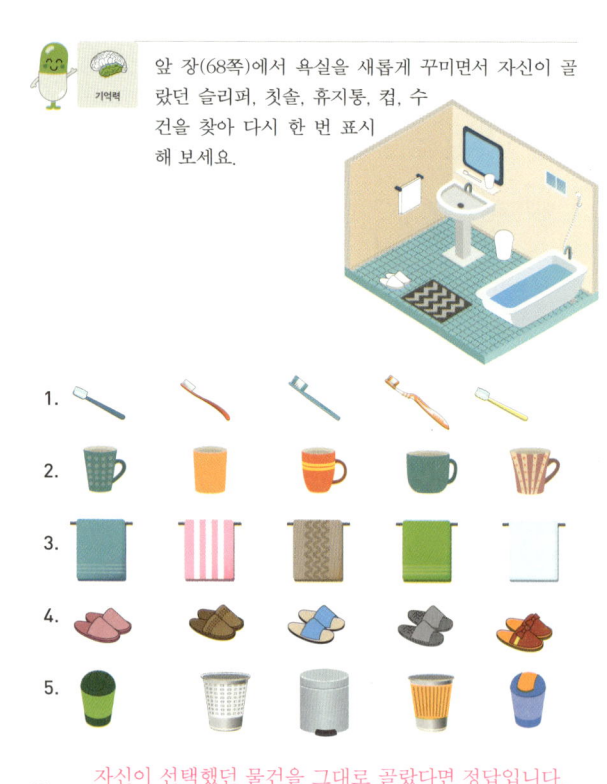

자신이 선택했던 물건을 그대로 골랐다면 정답입니다.

17일

날짜: 년   월   일   요일   날씨:
시작 시각: 시   분   마친 시각: 시   분

다음 빨간 바구니에는 먹을 수 있는 것을, 노란 바구니에는 먹을 수 없는 것의 번호를 적어 보세요.

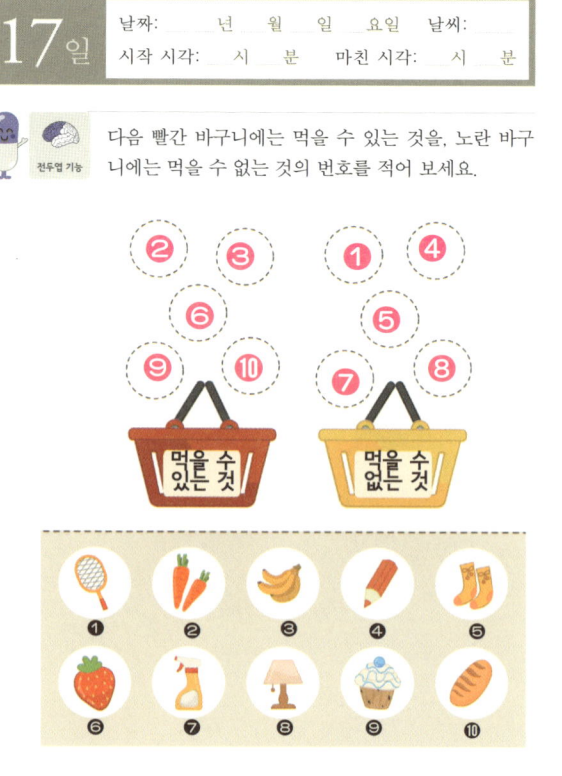

다음 제시한 4개의 단어들을 가장 잘 대표할 수 있는 단어를 보기 에서 찾아 □ 에 적어 보세요.

보기

빵	병원	양념	바다
선물	강	신체	크리스마스

1. 의사, 응급실, 간호사, 주사 → 병원
2. 산타할아버지, 선물, 캐럴, 트리 → 크리스마스
3. 머리, 손, 배, 발 → 신체
4. 밀가루, 버터, 소금, 이스트 → 빵
5. 해수욕장, 모래, 물고기, 조개 → 바다

다음 숫자판의 숫자를 오른쪽 숫자판처럼 순서대로 맞추려고 합니다. 왼쪽 숫자판에서 어떤 숫자를 어떤 방향으로 옮겨야 하는지 아래 (   )에 답을 적어 보세요.

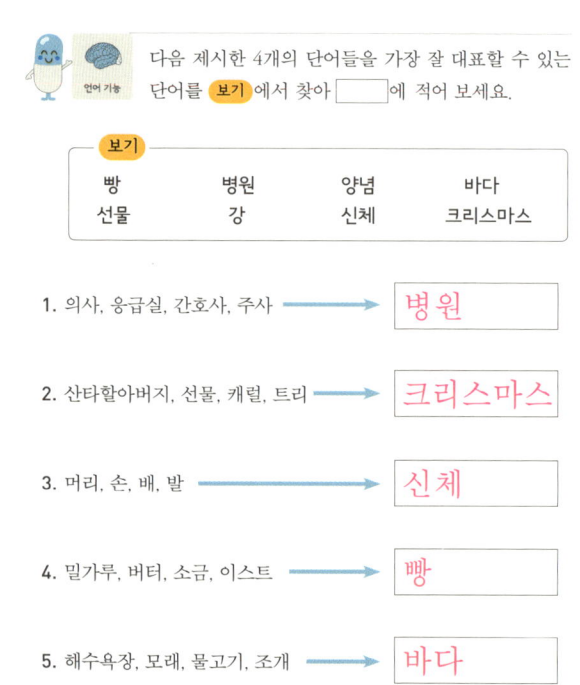

■ 숫자판 완성 방법

(13)번을 아래로 한 칸, (10)번을 오른쪽으로 한 칸, (9)번을 위로 한 칸, (13), (14), (15)번을 왼쪽으로 한 칸씩 옮긴다.

18일

날짜: 년 월 일 요일 날씨:
시작 시각: 시 분 마친 시각: 시 분

다음은 지진이 일어났을 때 발생할 수 있는 상황별 행동 요령입니다. 잘 보고 기억해 두세요.

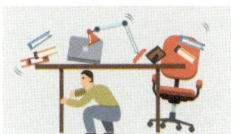
지진으로 흔들리는 동안은 탁자 아래로 들어가 몸을 보호하고, 탁자 다리를 꼭 잡습니다.

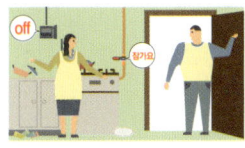
흔들림이 멈추면 전기와 가스를 차단하고, 문을 열어 출구를 확보합니다.

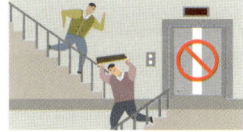
건물 밖으로 나갈 때는 계단을 이용하여 신속하게 이동합니다.(엘리베이터 사용 금지)

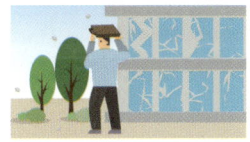
건물 밖에서는 가방이나 손으로 머리를 보호하며, 건물과 거리를 두고 주위를 살피며 대피합니다.

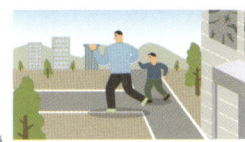
떨어지는 물건에 유의하며 신속하게 운동장이나 공원 등 넓은 공간으로 대피합니다.(차량 이용 금지)

유진이는 할머니로부터 동물 그림이 그려진 원피스를 선물 받고 기뻐하고 있습니다. 유진이의 원피스에 없는 동물은 무엇일까요? (**2**)

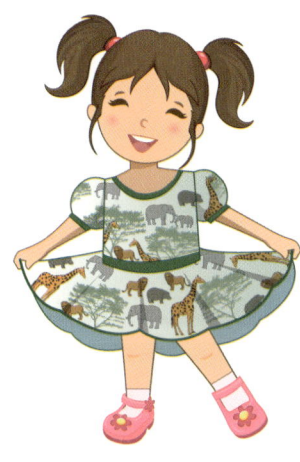

① 사자 ② 원숭이 ③ 하마 ④ 기린

앞 장(74쪽)에서 읽었던 지진이 일어났을 때 발생할 수 있는 상황별 행동 요령을 잘 떠올리며 그림과 설명을 알맞게 연결해 보세요.

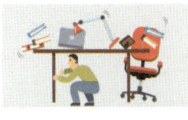 · · 지진으로 흔들리는 동안은 탁자 아래로 들어가 몸을 보호하고, 탁자 다리를 꼭 잡습니다.

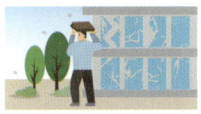 · · 흔들림이 멈추면 전기와 가스를 차단하고, 문을 열어 출구를 확보합니다.

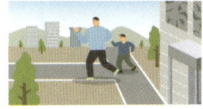 · · 건물 밖으로 나갈 때에는 계단을 이용하여 신속하게 이동합니다.(엘리베이터 사용 금지)

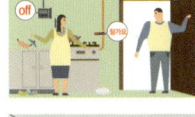 · · 건물 밖에서는 가방이나 손으로 머리를 보호하며, 건물과 거리를 두고 주위를 살피며 대피합니다.

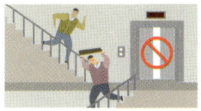 · · 떨어지는 물건에 유의하며 신속하게 운동장이나 공원 등 넓은 공간으로 대피합니다.(차량 이용 금지)

19일

날짜: 년 월 일 요일 날씨:
시작 시각: 시 분 마친 시각: 시 분

다음에서 사과 아래에는 '배'를, 배 아래에는 '사과'라고 적어 보세요.

배	사과	사과	배	사과	배
배	사과	배	사과	배	사과
배	사과	배	배	사과	배
사과	배	사과	배	사과	사과
배	사과	배	사과	사과	배

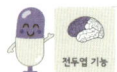 다음 글을 읽고 글쓴이가 돌려받을 거스름돈의 액수는 얼마인가요? (**2**)

> 아내가 반찬거리를 사 오라며 나에게 5만 원을 주었다. 사야 할 품목은 다음과 같다.
>
> 간고등어 2마리, 파 1단, 양배추 1통,
> 시금치 1단, 참치 통조림 2개, 간장 1통
>
> 마트에 갔더니 간고등어 1마리가 6천 원이었고, 시금치는 1단에 3천 원, 양배추는 1통에 3천 원, 파는 1단에 4천 원이었으며, 참치 통조림은 1통에 2천 원, 간장은 1통에 6천 원이었다. 나오는 길에 딸기가 맛있어 보여서 1만4천 원짜리 1팩을 샀다.

① 3천 원　　② **4천 원**
③ 5천 원　　④ 6천 원

다음 단어들 중 범주가 다른 단어 하나를 찾아 ○ 표시해 보세요. 그리고 나머지 단어들은 어떤 범주에 속하는지 적어 보세요.

야구, 축구, 수구, ⓢ수영, 핸드볼, 농구, 탁구
범주: **구기 종목 스포츠**

국자, 도마, 뒤집게, 식칼, ⓢ망치, 병따개, 깔대기
범주: **주방용품**

가야금, 거문고, 기타, 아쟁, ⓢ장구, 하프, 해금
범주: **현악기**

개나리, 진달래, 철쭉, 산유화, 목련, 유채, ⓢ국화
범주: **봄에 피는 꽃**

20일

날짜:　　년　월　일　요일　날씨:
시작 시각:　시　분　마친 시각:　시　분

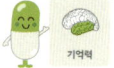 다음 단어들을 순서대로 기억해야 합니다. 단어를 연속적으로 기억하려 노력해 보세요. 이야기를 만들어도 좋고, 리듬감 있게 반복해서 읽어 보면서 외워도 좋습니다.

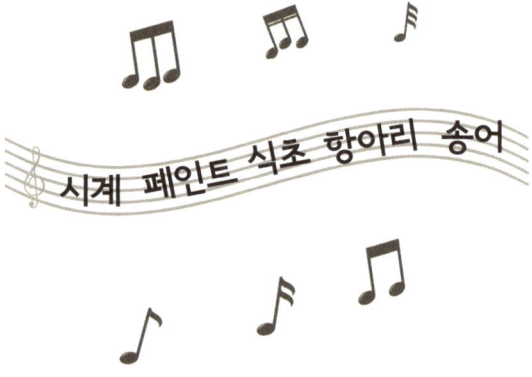

시계　페인트　식초　항아리　송어

 다음에서 반쪽의 그림을 보고 다른 반쪽을 찾아 선으로 연결해 보세요.

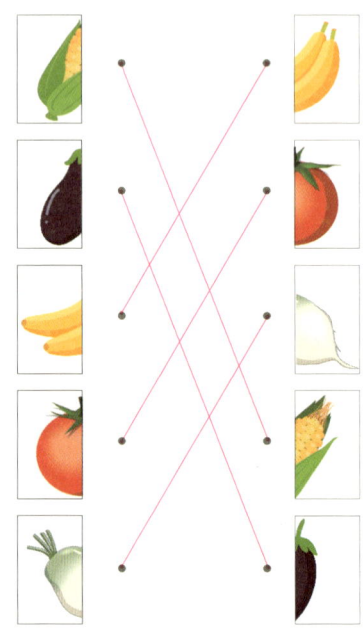

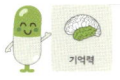 앞 장(80쪽)에서 기억한 단어 목록을 떠올려 보세요. 아래 단어들 중 앞 장에서 본 단어들을 찾아 ○ 표시해 보세요.

사다리	망치	(페인트)	시금치	모래	무지개	셔츠
송아지	구두	(시계)	무도회	(항아리)	물감	바지
(식초)	목걸이	어항	지우개	마우스	샐러드	(송어)

■ 5개의 단어를 모두 찾았다면 앞에서 나온 순서대로 빈칸에 적어 보세요.

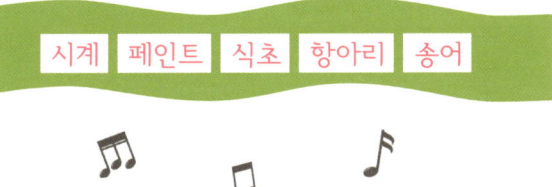

시계 페인트 식초 항아리 송어

21일

날짜: 년 월 일 요일 날씨:
시작 시각: 시 분 마친 시각: 시 분

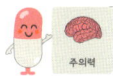 칠판에 적힌 글자들을 활용하여 만들 수 있는 단어를 모두 찾아 ○ 표시해 보세요.

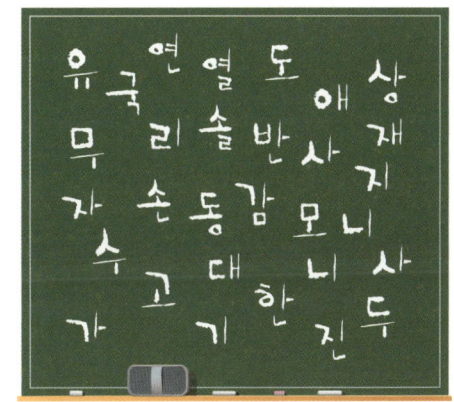

① (반지)   ② 손님   ③ (고사리)
④ 대나무   ⑤ (상자)   ⑥ (한국)

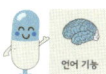 다음 (   )에 들어갈 표현으로 가장 적절하지 않은 것을 골라 ○ 표시해 보세요.

1. 서로에 대한 (   )이(가) 있으면 더 좋은 관계로 발전할 수 있다.
   ① 사랑   ② 믿음   ③ (미움)   ④ 배려   ⑤ 이해

2. 만나지 못한다 하더라도 (   )이(가) 아닌 것은 아니다.
   ① 가족   ② 친구   ③ 인연   ④ (슬픔)   ⑤ 연인

3. (   ) 때가 지나가고 나면 반드시 좋은 때가 올 것이다.
   ① (빠른)   ② 추운   ③ 힘겨운   ④ 어두운   ⑤ 고단한

4. 나는 최선을 다했으므로 (   ) 않는다.
   ① 후회하지   ② (계속하지)   ③ 원망하지   ④ 포기하지

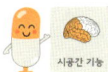 다음의 설명을 읽고 아래 빈칸에 그림을 자유롭게 그려보세요.

"시골집 마당에 네모난 평상이 놓여 있습니다. 빨갛게 말린 고추가 평상 위에 널려 있네요. 마당 한쪽에는 두레박이 걸린 우물이 있어요. 남자아이 둘이 하늘에 연을 띄우고 있고, 옆에서 강아지가 신나게 뛰어놀고 있네요."

그림은 각자 자유

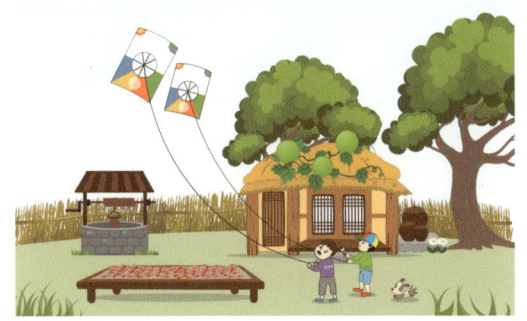

365 브레인 피트니스 정답 ⑤ 17

22일

날짜: ____년 ____월 ____일 ____요일 날씨: ____
시작 시각: ____시 ____분 마친 시각: ____시 ____분

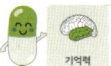 다음은 김민자 씨의 8월 일정입니다. 아래 달력에 적어가면서 잘 기억해 두세요.

① 8월 11일~15일 부부 동반 홍콩 여행
② 8월 3일 나눔의 집 배식 자원봉사
③ 8월 20일 등산 동호회 설악산 등반
④ 8월 8일 막내 동생 생일 한정식집 저녁 6시

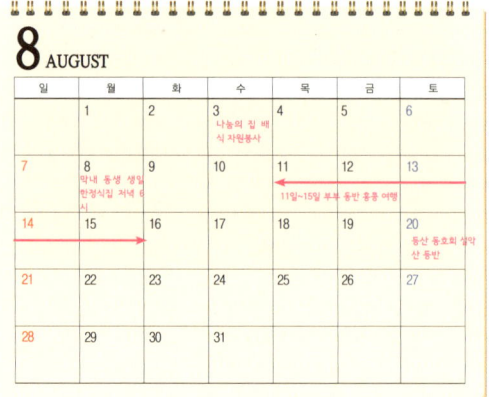

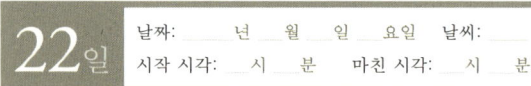 다음에서 ❓ 에 들어갈 것을 골라 ◯ 표시해 보세요.

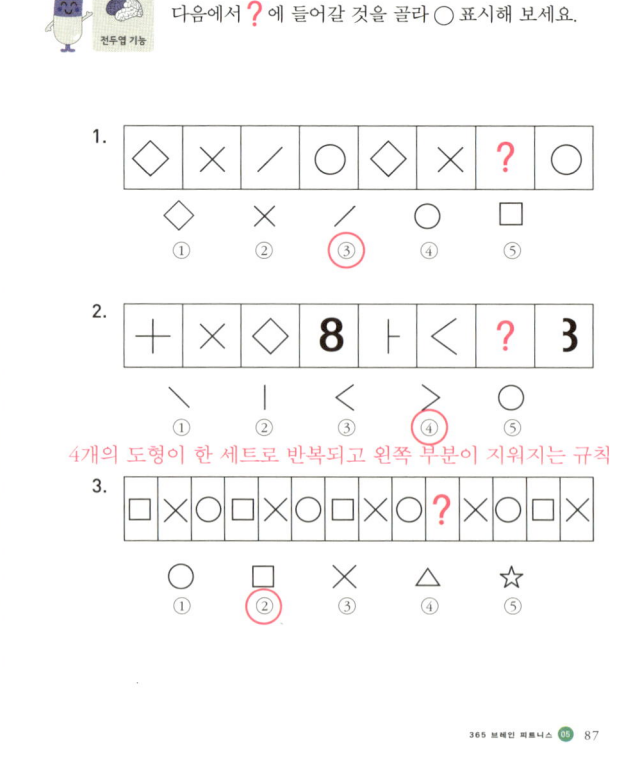

4개의 도형이 한 세트로 반복되고 왼쪽 부분이 지워지는 규칙

앞 장(86쪽)에서 기억한 김민자 씨의 8월 일정을 다시 한 번 확인해 보겠습니다. 기억을 떠올리며 달력에 적어 보세요. 그리고 문제를 풀어보세요.

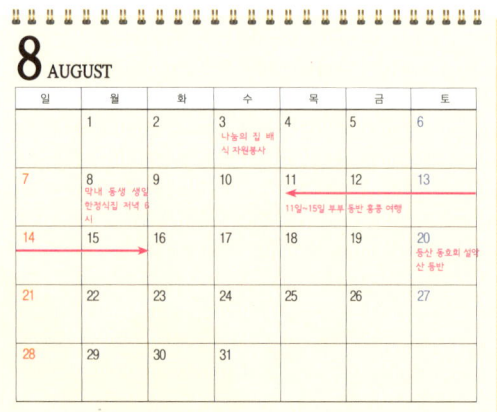

1. 부부 동반 여행지는 어디인가요?   (홍콩)
2. 나눔의 집에서는 어떤 봉사를 할 예정인가요? (배식)
3. 어느 산으로 등산갈 계획인가요?   (설악산)
4. 막내 동생의 생일 모임 시간은 몇 시인가요? (저녁 6시)

23일

날짜: ____년 ____월 ____일 ____요일 날씨: ____
시작 시각: ____시 ____분 마친 시각: ____시 ____분

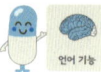 다음 문장에서 틀린 글자를 찾아 고치고 문장을 바르게 다시 한 번 적어 보세요.

1. 금새 날이 더워졌습니다.
   ➡ 금세 날이 더워졌습니다.

2. 몇일 동안 몸살로 인해 회사에 출근하지 못하였습니다.
   ➡ 며칠 동안 몸살로 인해 회사에 출근하지 못하였습니다.

3. 동주는 새로운 유치원에서 많은 친구들을 사겼습니다.
   ➡ 동주는 새로운 유치원에서 많은 친구들을 사귀었습니다.

4. 나한테 그 이야기를 구지 하지 않아도 되었습니다.
   ➡ 나한테 그 이야기를 굳이 하지 않아도 되었습니다.

5. 과장님 들어가 보겠습니다. 내일 뵈요.
   ➡ 과장님 들어가 보겠습니다. 내일 봬요. / 뵈어요.

6. 김씨는 아버지로부터 재산을 되물려 받았습니다
   ➡ 김씨는 아버지로부터 재산을 대물려 받았습니다.

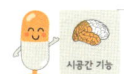 다음 그림에서 꼭꼭 잘 숨겨진 보기의 물건을 찾아 ○표시해 보세요.

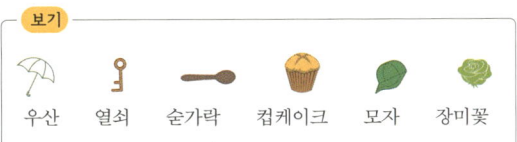

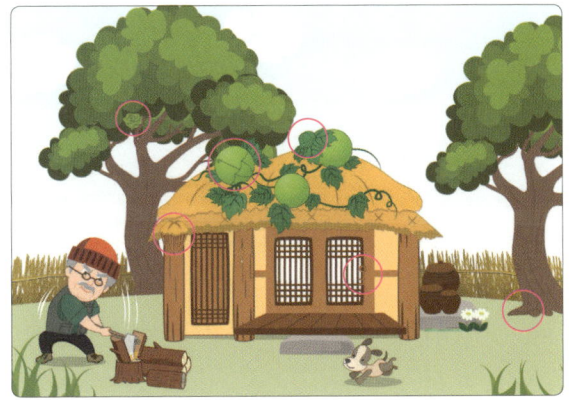

다음 글을 읽고 박진리 할머니가 키즈카페에서 쓴 금액이 모두 얼마인지 계산하여 ( )에 적어 보세요.

박진리 할머니는 4살 손녀와 10개월 된 손자와 함께 '키즈카페'에 왔습니다. 입장권을 산 다음 카페 안에 들어와 한참 놀아주니 손녀가 배가 고프다고 하였습니다. 그래서 불고기 볶음밥과 감자튀김, 그리고 과일 주스를 주문했습니다.

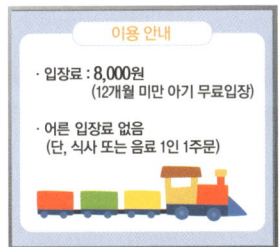
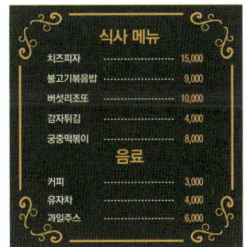

(**27,000**) 원

24일

날짜: 년 월 일 요일 날씨:
시작 시각: 시 분 마친 시각: 시 분

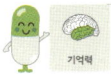 다음 그림들을 잘 기억해 두세요.

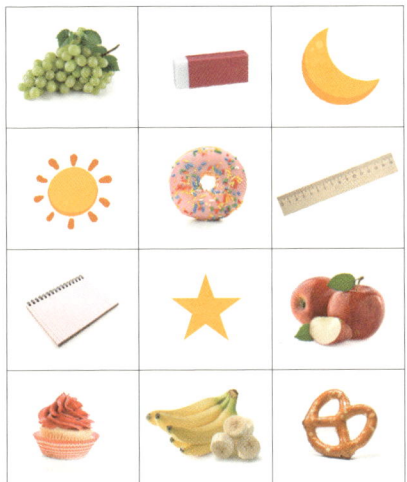

다음에서 ☺ 모양만 찾아 선으로 이어 보면 어떤 글자가 나타납니다. 무엇일까요? (**정**)

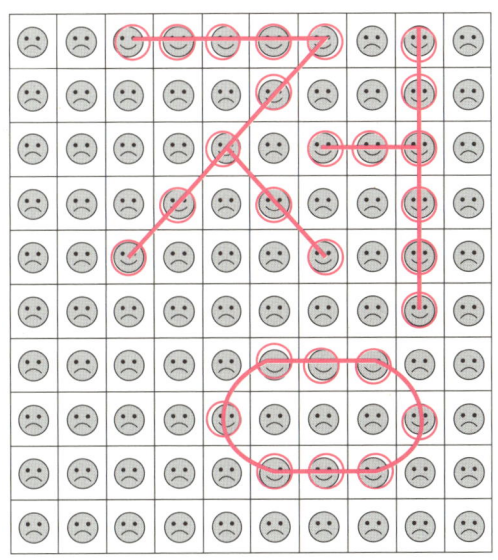

365 브레인 피트니스 정답 05 19

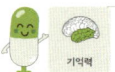 앞 장(92쪽)에서 기억한 그림들을 떠올리며 문제를 풀어 보세요.

1. 앞 장(92쪽)에 있었던 그림이면 ○, 아니면 ×를 그려 보세요.

🍎	🍔	지우개	컵케이크
○	×	○	○

2. 그림에서 '하늘에 떠 있는 것'으로는 무엇이 있었나요?
(**해, 달, 별**)

3. 그림에서 '학용품'은 어떤 것이 있었나요?
(**지우개, 자, 노트**)

25일

날짜: 년 월 일 요일 날씨:
시작 시각: 시 분 마친 시각: 시 분

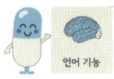 다음 (   )를 채워 속담을 완성해 보세요.

1. (**가랑**)잎이 (**솔**)잎더러 바스락거린다 한다.
2. (**낫**) 놓고 (**기역**) 자도 모른다.
3. (**닭**)(**소**) 보듯, (**소**)(**닭**) 보듯
4. (**쥐**)구멍에도 (**볕**) 들 날 있다.
5. 구르는 (**돌**)은 (**이끼**)가 끼지 않는다.
6. 다 된 (**죽**)에 (**코**) 풀기
7. (**어물전**) 망신은 (**꼴두기**)가 시킨다.
8. (**자라**) 보고 놀란 가슴 (**솥뚜껑**) 보고 놀란다.
9. (**우물**)에 가서 (**숭늉**) 찾는다.

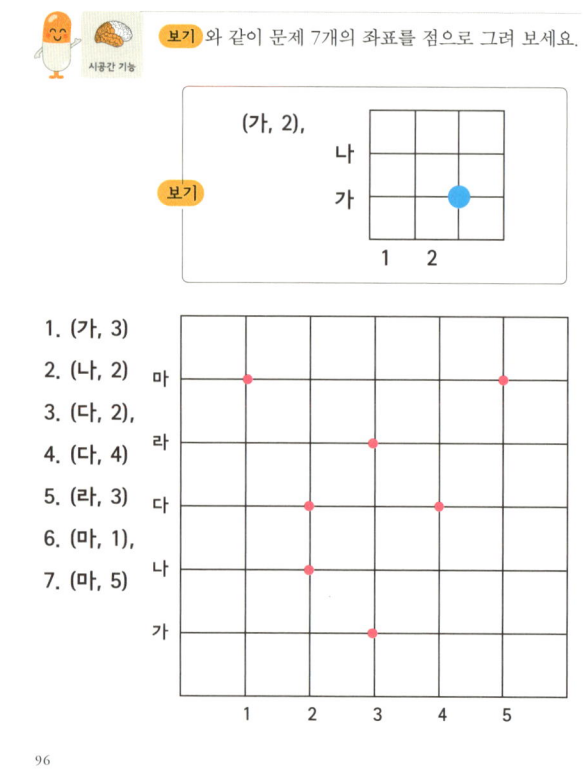

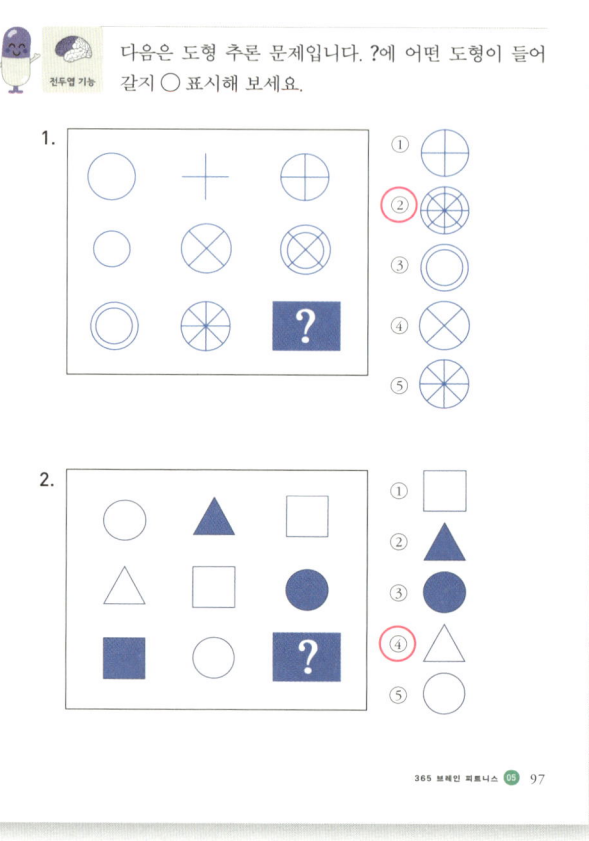

26일

날짜: 년 월 일 요일 날씨:
시작 시각: 시 분 마친 시각: 시 분

다음 탈을 잘 기억해 두세요. 각각의 탈의 특징을 잘 살펴보며 모양을 머릿속에 그려 보면서 외워 보세요.

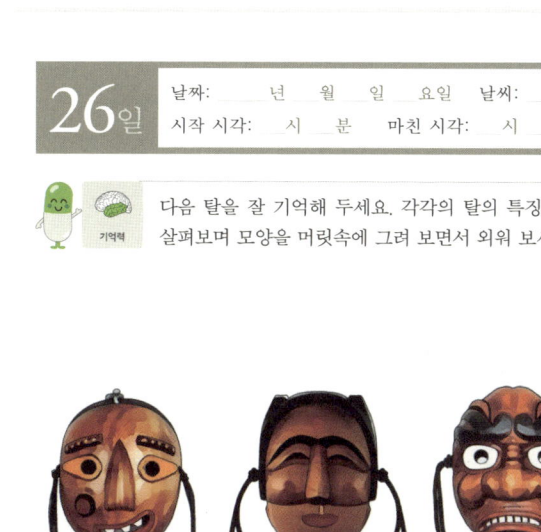

다음에서 1~30까지 숫자를 선으로 연결하여 그림을 완성해 보세요.

앞 장(98쪽)에서 본 탈을 찾아 ◯ 표시해 보세요.

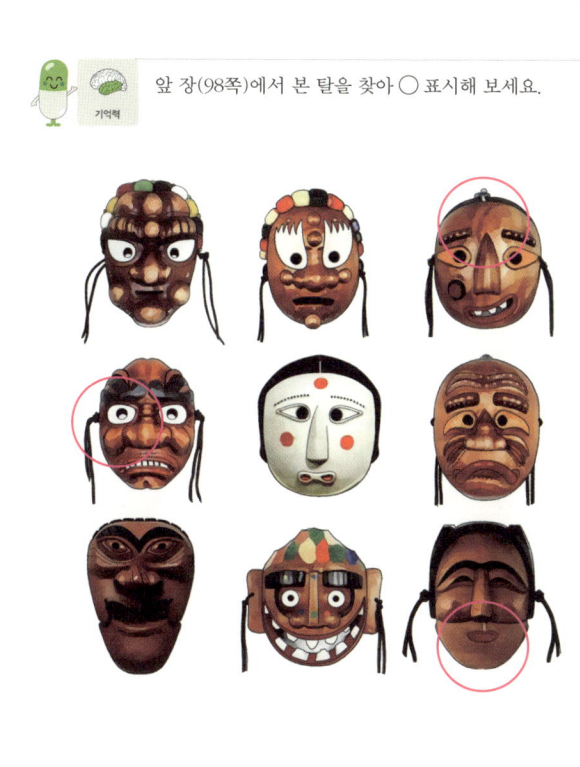

27일

날짜: 년 월 일 요일 날씨:
시작 시각: 시 분 마친 시각: 시 분

보기 와 똑같이 구슬이 배열된 것을 찾아 모두 표시해 보세요.

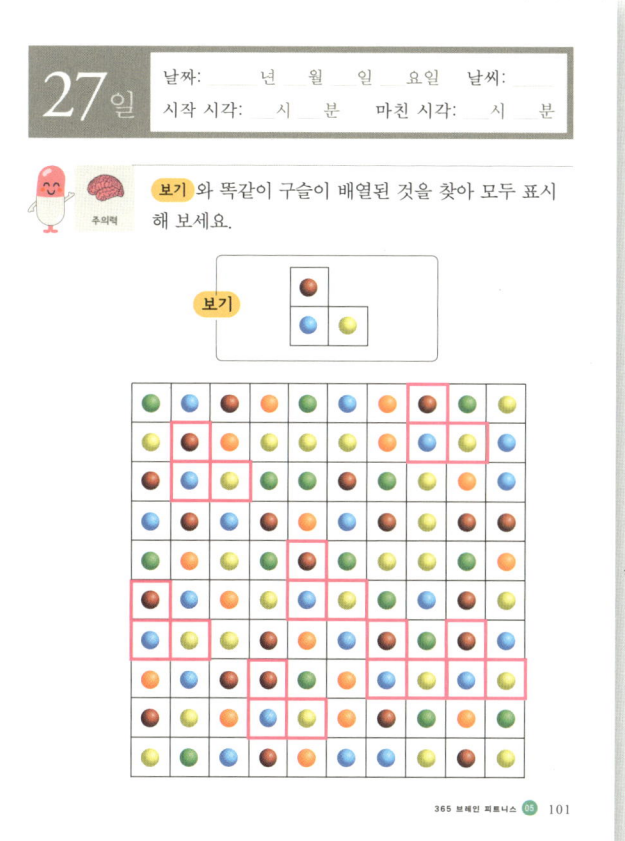

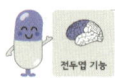 보기 와 같이 왼쪽 도형의 변화를 잘 살펴본 후, 오른쪽 도형도 같은 방식으로 변화시켜 보세요. 어떻게 변해야 할지 빈칸에 그림으로 그려 보세요.

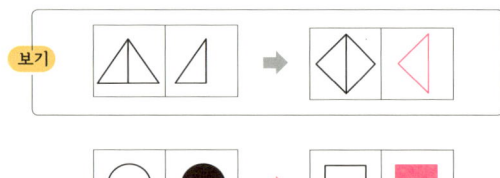

 다음에서 실제로 표기하지 않는 글자를 모두 찾아 ○ 표시해 보세요.

닭	밖	읖	삶	묽	잔	옾
얇	읶	꿩	숏	맑	앉	찱
흟	닦	닮	잖	못	엇	짓
맍	끟	읻	삯	붊	읽	싫
왭	읿	넋	있	닳	굵	삵
닭	잗	밥	붉	샅	핥	많
읊	엇	싥	옴	싰	굼	떫

28일

날짜: 년 월 일 요일 날씨:
시작 시각: 시 분 마친 시각: 시 분

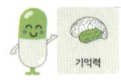 다음은 호떡을 만드는 방법입니다. 요리법을 잘 읽고 순서를 잘 기억해 두세요.

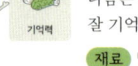 밀가루, 달걀, 우유, 설탕, 소금, 이스트, 물, 식용유, 흑설탕, 계핏가루, 땅콩.

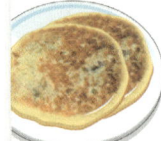
① 볼에 밀가루, 소금, 설탕, 우유, 달걀을 넣고 섞어 반죽을 만든다.
② 따뜻한 물에 이스트를 넣어 녹인다.
③ 반죽에 녹인 이스트를 넣고 치댄 후 랩을 씌워 30분간 발효시킨다.
④ 흑설탕, 계핏가루, 땅콩을 넣어 속재료를 만든다.
⑤ 반죽을 적당량 떼어 넓게 펼친 후 속재료를 넣고 잘 붙인다.
⑥ 달군 팬에 식용유를 두르고 올려 굽는다.

🟩 위에 설명을 읽으면서 ( )에 해당 단어를 적고 만드는 방법을 잘 기억해 보세요.
① 볼에 (밀가루), (소금), (설탕), (우유), (달걀)을 넣고 섞어 반죽을 만든다.
② (따뜻한) 물에 (이스트)를 넣어 녹인다.
③ 반죽에 녹인 (이스트)를 넣고 치댄 후 랩을 씌워 (30분)간 발효시킨다.
④ (흑설탕), (계핏가루), (땅콩)을 넣어 속재료를 만든다.
⑤ (반죽)을 적당량 떼어 넓게 펼친 후 (속재료)를 넣고 잘 붙인다.
⑥ 달군 팬에 (식용유)를 두르고 올려 굽는다.

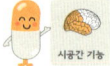 다음 그림의 경로를 아래 그림에 적용하여 선으로 그려 보세요.

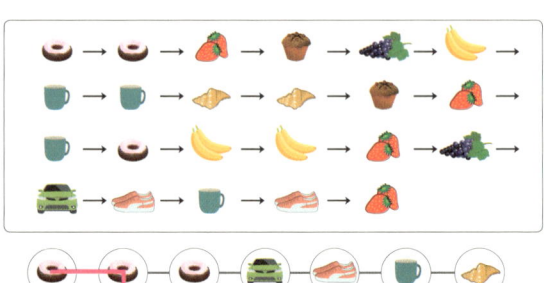

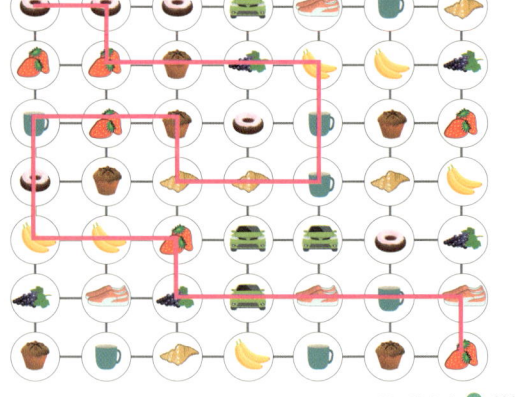

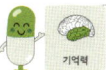 앞 장(104쪽)의 내용을 떠올리며 문제를 풀어 보세요.

1. 앞 장(104쪽)에서 만든 음식을 찾아 ○ 표시해 보세요.

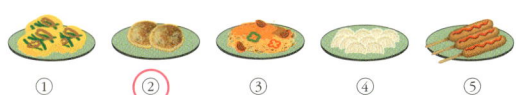

① ② ③ ④ ⑤

2. 요리에 사용된 재료를 모두 골라 ○ 표시해 보세요.

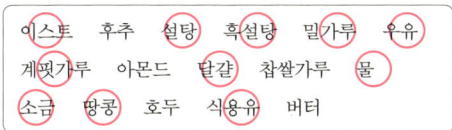

3. 다음 중 만드는 방법이 잘못된 부분을 찾아 ○ 표시해 보세요.
   ① 볼에 밀가루, 소금, 설탕, 계핏가루, 우유, 달걀을 넣고 섞어 반죽을 만든다.
   ② 차가운 물에 이스트를 넣어 녹인다.
   ③ 반죽에 녹인 이스트를 넣고 치댄 후 랩을 씌워 10분간 발효시킨다.
   ④ 설탕, 아몬드, 땅콩을 넣어 속재료를 만든다.
   ⑤ 반죽을 적당량 떼어 좁게 펼친 후 속재료를 넣고 잘 붙인다.
   ⑥ 달군 팬에 버터를 넣고 올려 굽는다.

29일

날짜: 년 월 일 요일 날씨:
시작 시각: 시 분 마친 시각: 시 분

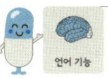 다음에서 숨어 있는 단어들을 찾아 ○ 표시해 보세요.

라	모	셀	런	굼	미	별	홍
면	누	파	랑	색	닮	천	널
절	힌	돈	성	연	본	지	괘
공	얼	맛	텨	필	는	려	컨
펼	굴	은	청	지	네	되	고
진	처	셜	정	판	코	버	슴
융	갈	랑	지	첣	경	기	도
그	림	자	역	걸	함	에	치

 다음에서 '가'부터 '하'까지 네모 글자와 동그라미 글자를 순서대로 번갈아 가면서 연결해 보세요.
(가 ㉮ 나 ㉯ 다 ……)

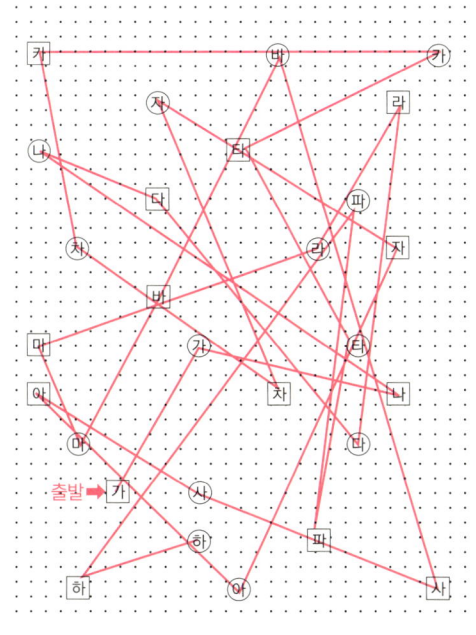

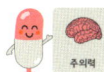 다음에서 점선으로 표시된 도형을 찾아 모두 ○ 표시해 보세요.

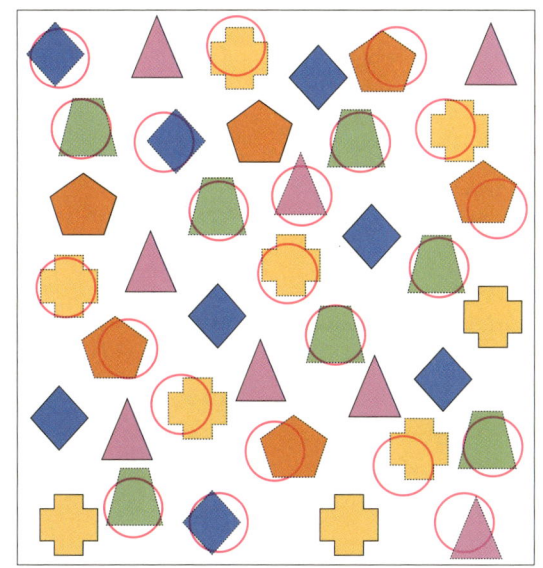

30일

날짜: 　년　월　일　요일　날씨:
시작 시각:　시　분　마친 시각:　시　분

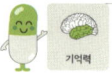 세 친구들이 나누는 대화를 읽고 내용을 잘 기억해 두세요.

영자 : 화정아, 너 이번에 문화센터 수업 어떤 것 듣니?
화정 : 어, 나 이번에 '치매 예방 인지훈련'이랑 '노래 교실' 수업 듣기로 했어.
숙희 : 어머, 나도 이번에 '치매 예방 인지훈련' 수업 들어.
영자 : 그건 뭐야? 나도 같이 듣자.
화정 : 요즘엔 기억력이 떨어지거나 치매에 걸리지 않도록 미리미리 예방하고 관리할 수 있게 돕는 인지훈련 프로그램들이 많이 생겼더라고. 다양한 문제도 풀어 보고 두뇌를 쓰는 활동을 많이 해 볼 수 있어서 좋다고 하더라. 인기 수업이니 빨리 등록해야 할 거야.
숙희 : 맞아. 요즘 이 수업이 엄청 인기라고 하더라. 그래서 나도 일찌감치 신청했어.
영자 : 수업은 언제 있어?
화정 : 매주 월요일, 수요일마다 있어.
숙희 : 오전 10시부터 1시간 동안 수업해.
영자 : 그래? 나도 지금 당장 신청하러 가야겠다.

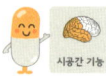 다음 그림을 숫자에 해당하는 색깔로 색칠해 보세요.

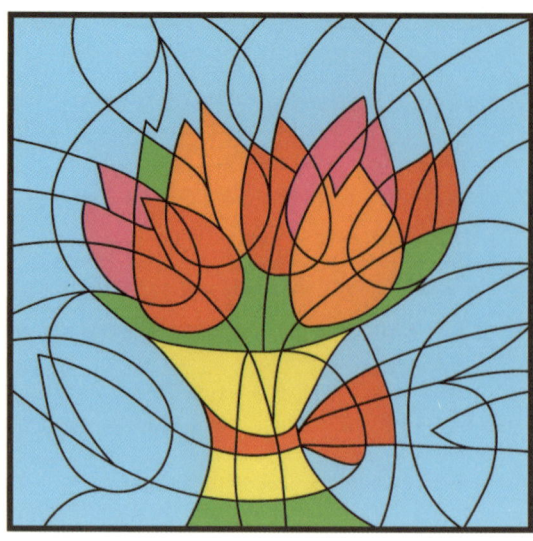

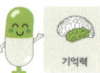 앞 장(110쪽)에서 세 친구들의 대화를 떠올리며 문제를 풀어 보세요.

1. 친구 화정과 숙희가 문화센터에 신청한 수업은 무엇인가요?
(**치매예방 인지훈련**)

2. 1번 정답(수업)을 신청하지 않은 친구의 이름은 무엇인가요?
(**영자**)

3. 1번 정답(수업)에 대한 설명으로 틀린 것은 몇 번인가요?
　① 기억력이 떨어져야 들을 수 있다.
　② 두뇌를 쓰는 다양한 활동을 할 수 있다.
　③ 일주일에 두 번 수업이 있다.
　④ 오전 10시에 시작하여 11시에 끝난다.

매일매일 뇌의 근력을 키우는 치매 예방 문제집

365 브레인 피트니스 ⑤

초판 1쇄 펴낸날 | 2018년 8월 31일
초판 2쇄 펴낸날 | 2021년 9월 15일
지은이 | 박흥석·안이서·이혜미
펴낸이 | 유은실
펴낸곳 | 허원미디어

주소 | 서울시 종로구 필운대로7길 19(옥인동)
대표전화 | (02) 766-9273
팩시밀리 | (02) 766-9272
홈페이지 | http://cafe.naver.com/herwonbooks
출판등록 | 2005년 12월 2일 제300-2005-204호

ⓒ 박흥석·안이서·이혜미 2018

ISBN 978-89-92162-74-6 14510(세트)
      978-89-92162-79-1 14510

값 12,000원

이 도서의 국립중앙도서관 출판예정도서목록(CIP)은 서지정보유통지원시스템 홈페이지
(http://seoji.nl.go.kr)와 국가자료공동목록시스템(http://www.nl.go.kr/kolisnet)에서
이용하실 수 있습니다.(CIP제어번호: CIP2018028129)

* 잘못 만들어진 책은 구입하신 곳에서 교환해 드립니다.
* 이 책 내용의 일부 또는 전부를 재사용하려면 반드시 도서출판 허원미디어의 동의를 얻어야 하며 무단복제와 전재를 금합니다.